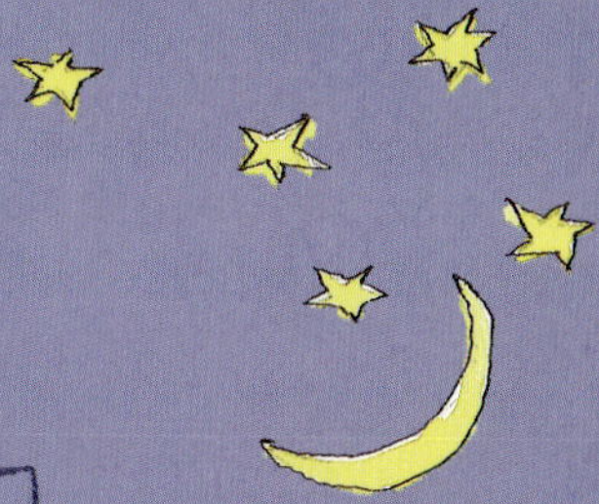

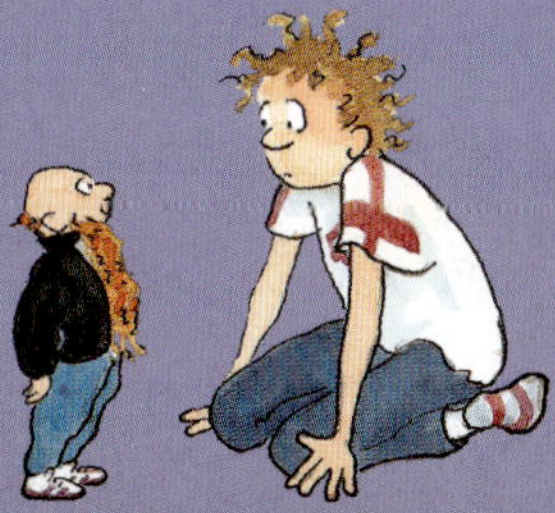

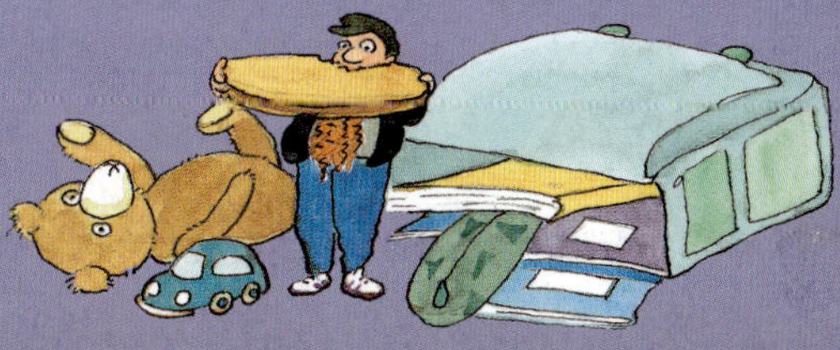

Das didaktische Konzept zu **Sonne, Mond und Sterne** wurde mit Prof. Dr. Manfred Wespel, Pädagogische Hochschule Schwäbisch Gmünd, entwickelt.

Beim Druck dieses Produkts wurde durch den innovativen Einsatz der Kraft-Wärme-Kopplung im Vergleich zum herkömmlichen Energieeinsatz bis zu 52% weniger CO_2 emittiert.
Dr. Schorb, ifeu.Institut

Minus 52% CO_2

FSC
Mix
Produktgruppe aus vorbildlich bewirtschafteten Wäldern und anderen kontrollierten Herkünften
www.fsc.org Zert.-Nr. SGS-COC-001425
© 1996 Forest Stewardship Council

Überarbeitete Neuausgabe

Vormals erschienen 1986 unter dem Titel »Heinzler mögen saure Gurken« und 1995 unter dem Titel »Sehr gefräßig, aber nett«
Titelbild und farbige Illustrationen von Silke Brix
Reproduktion: Domino Medienservice GmbH, Lübeck
Druck und Bindung: Mohn media · Mohndruck GmbH, Gütersloh
Printed in Germany 2010
ISBN 978-3-7891-0668-2

www.kirsten-boie.de
www.oetinger.de

Kirsten Boie

Jannis und der ziemlich kleine Einbrecher

Bilder von
Silke Brix

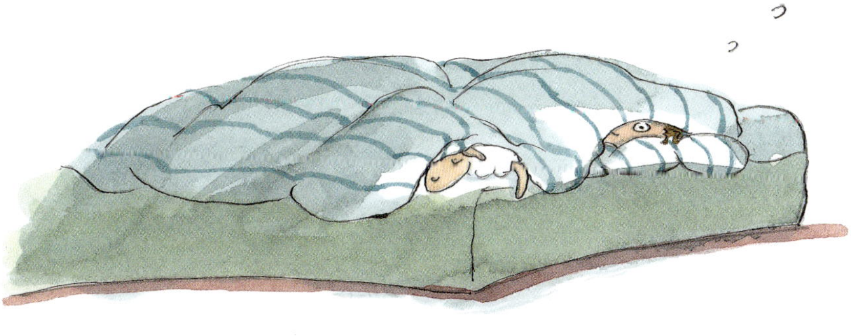

Verlag Friedrich Oetinger · Hamburg

Inhalt

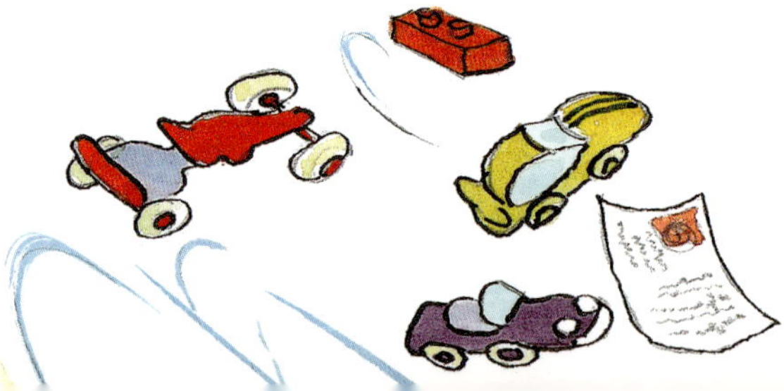

Ein Einbrecher im 14. Stock?

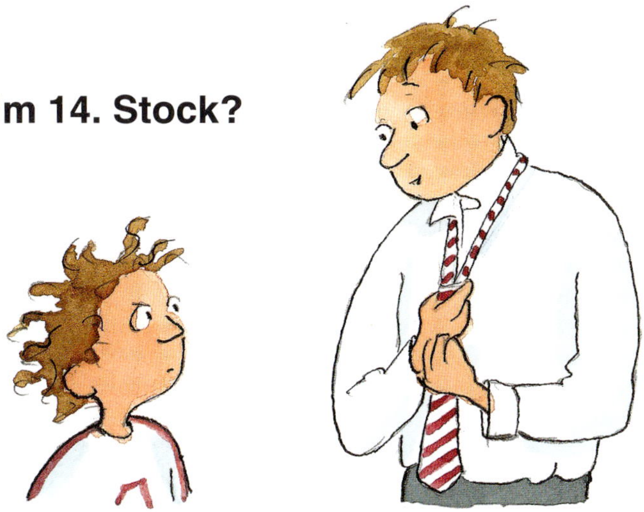

Abends bleibt Jannis nie gern allein. Auch wenn er schon acht ist.
„Ich hab so Angst“, sagt Jannis.
„Na, weißt du“, sagt Papa. „Mit acht ist man doch schon groß. Fast erwachsen.“
Jannis sieht Papa schief an. Gestern wollte Jannis gerne einen Krimi sehen. Aber das durfte er nicht. Dazu war er nämlich noch zu klein. Und heute soll er mit acht schon fast erwachsen sein.
Aber so ist Papa. Jannis wundert sich schon über nichts mehr.
„Ich hab trotzdem Angst“, sagt Jannis. „Wenn nun Einbrecher kommen?“

„Unsinn!“, sagt Papa. „Dies ist ein Hochhaus. Unsere Wohnung liegt im 14. Stock. Die Haustür ist verschlossen. Wie soll da wohl ein Einbrecher reinkommen?“
„Mit dem Hubschrauber“, sagt Jannis düster. Das geht. Jannis weiß das aus dem Fernsehen. Hubschrauber können Leute aus den Bergen retten. Da ist so ein Hochhaus doch ein Klacks für sie.
„Mit Seil“, sagt Jannis noch. Er kann sich das gut vorstellen.
Aber Papa hört schon nicht mehr zu. Er bindet sich vor dem Spiegel im Flur seinen Schlips um.

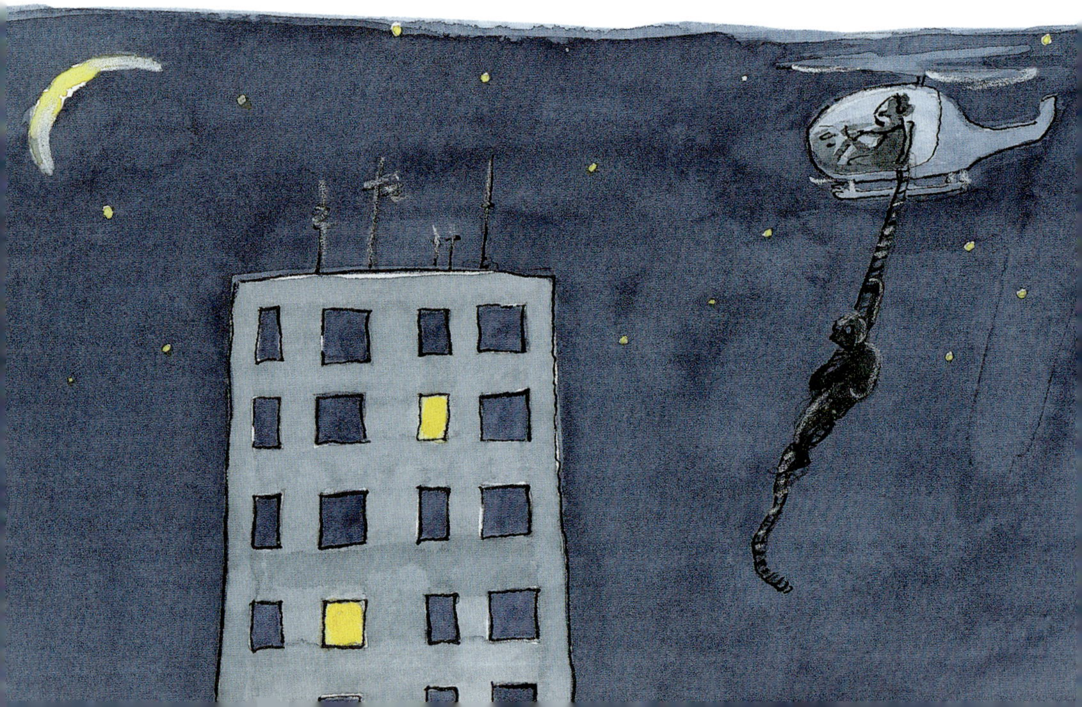

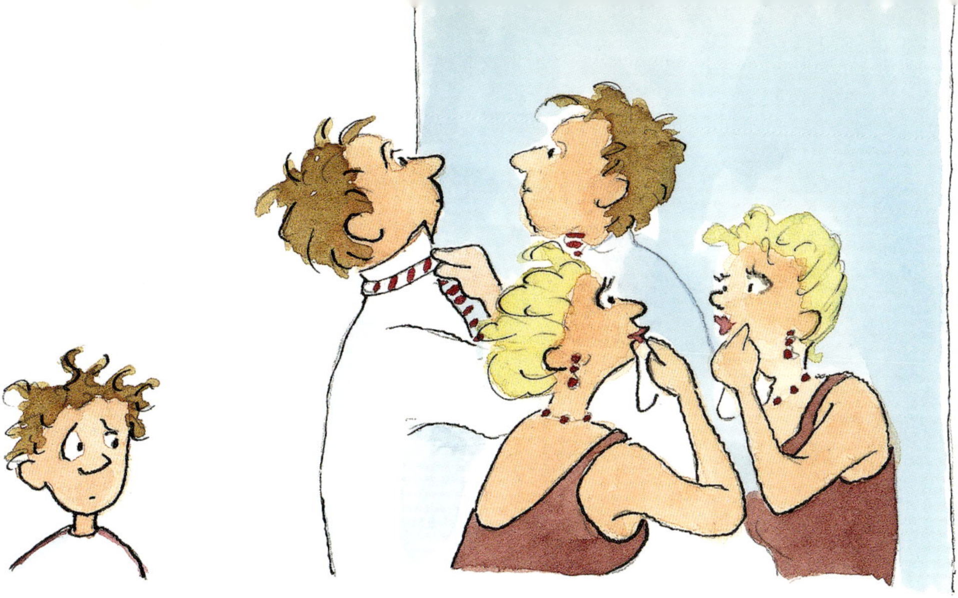

Papa will mit Mama zu einem Fest. Da muss er schön aussehen.
Mama sieht schon schön aus. Sie hat große rote Lippen und ihre Augen sehen auch irgendwie anders aus. Bunter. Und ihr Kleid glitzert an mehreren Stellen. Klar, dass sie so nicht zu Hause bleibt. Mama will feiern.
Aber Jannis versucht es trotzdem noch mal.
„Ich hab so Angst, Mama“, sagt er.
Mama stellt sich neben Papa vor den Spiegel und wischt um ihren Mund. Sie macht ihn ganz spitz. Dann macht sie ihn rund. Dann lächelt sie.

Dann hört sie auf zu lächeln. „Du bist doch schon groß", sagt Mama. „Und auch noch ein Junge. Ein großer Junge hat doch keine Angst!"
„Doch", sagt Jannis. Aber er weiß schon: Es hilft nichts. Gleich gehen sie weg und er ist ganz allein. Ihm wird schon ganz schlecht vor Angst.
„Auf Wiedersehen, Schatz", sagt Mama und küsst die Luft. Jannis kann sie nicht küssen. Sonst würde er ja einen großen roten Fleck kriegen von ihrem großen roten Mund.
Und Mama müsste ihren Mund noch mal anmalen.
„Tschüs, Großer", sagt Papa. Dann klappt die Wohnungstür zu.

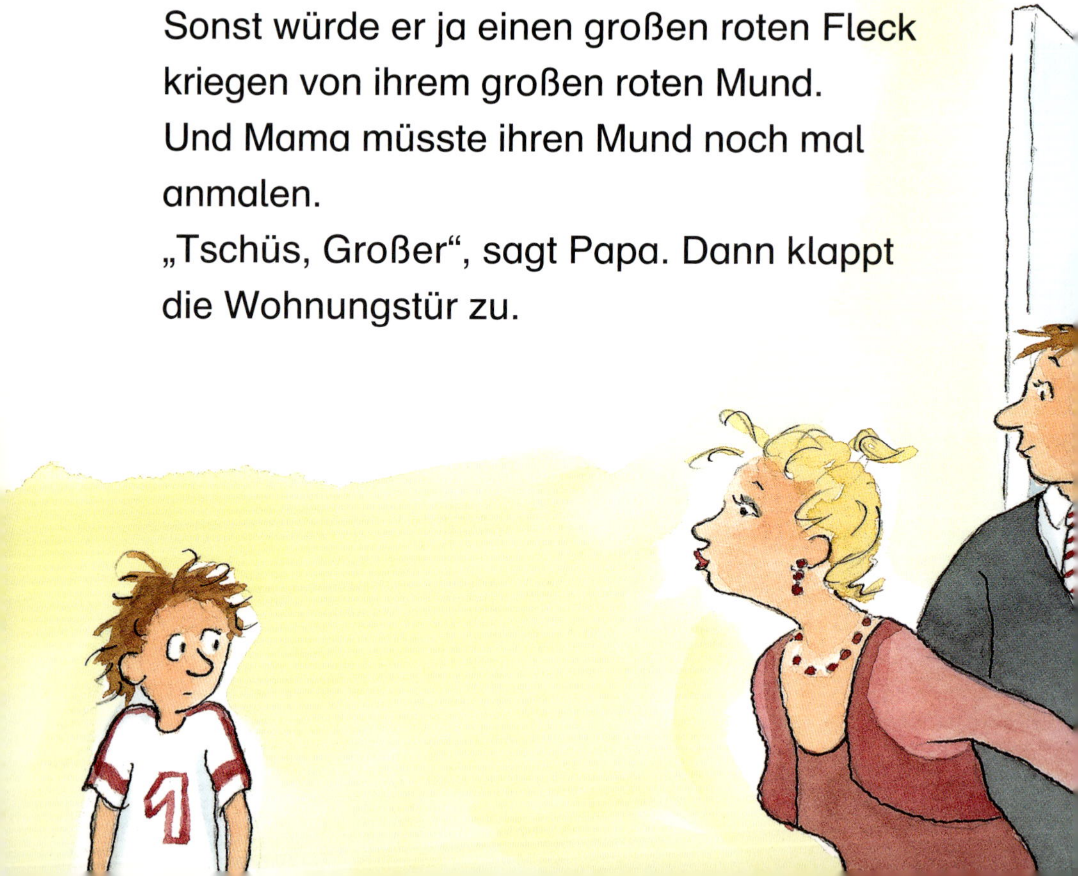

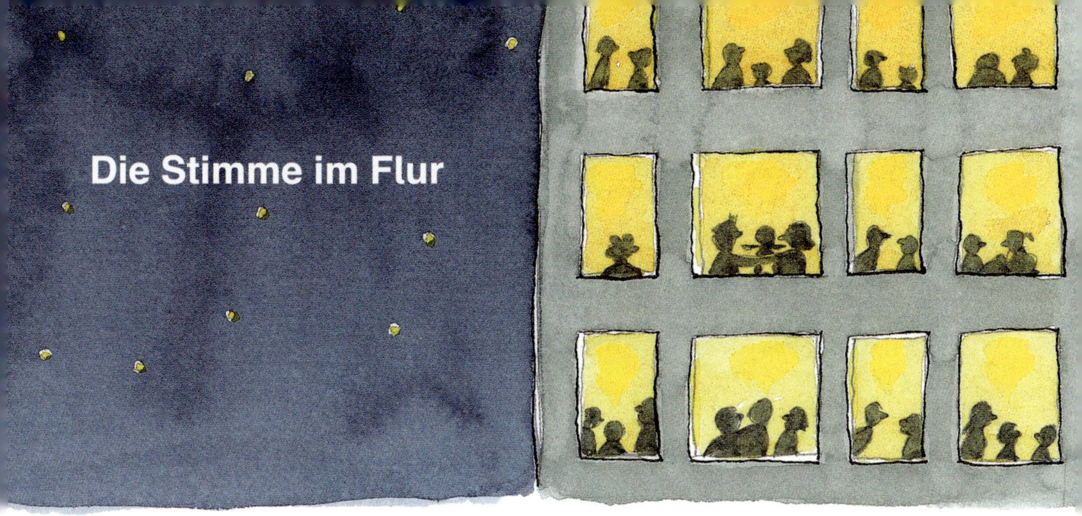

Die Stimme im Flur

Jetzt ist Jannis allein.
Aber er ist ja nicht wirklich allein. Das Haus hat sechzehn Stockwerke. In jedem Stockwerk sind sechs Wohnungen. In jeder Wohnung wohnen ungefähr drei Leute. (In manchen wohnen vier. Aber in manchen wohnen auch nur zwei.) Also wohnen ziemlich viele Leute im Haus.
Bestimmt hundert. Oder tausend. Da ist Jannis doch nicht allein! Da soll sich ein Einbrecher mal trauen!
Aber vielleicht sind heute alle erwachsenen Leute weg und feiern? Dann sind nur die Kinder im Haus. Dann haben die Einbrecher vielleicht doch keine Angst.

Überhaupt sind überall so komische Geräusche. Nicht wie Hubschrauber. Aber unheimlich. Unheimlich und gefährlich. Jannis macht lieber überall in der Wohnung Licht an: im Bad und im Wohnzimmer und in der Küche und im Kinderzimmer und im Schlafzimmer und im Klo. Im Flur ist es schon an.
Und dann schaltet Jannis noch den Fernseher an und in der Küche das Radio.

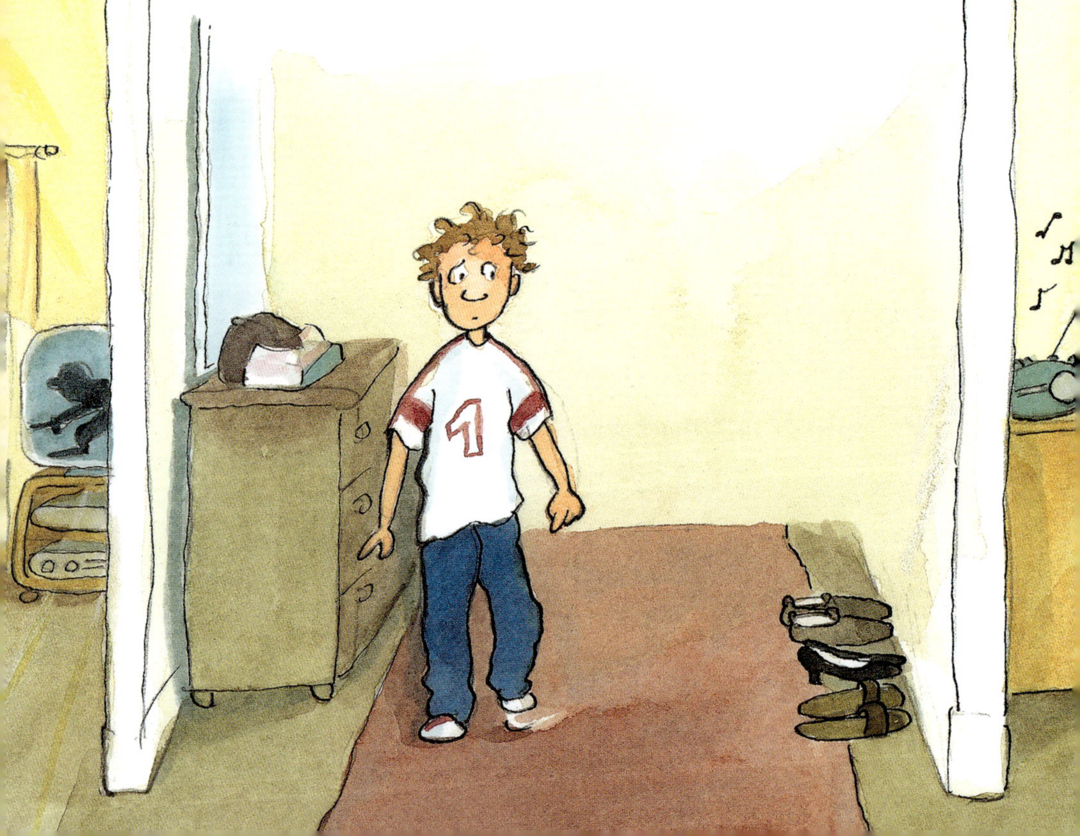

Wenn er auf dem Flur steht, kann Jannis beides hören. Jetzt hat er nicht mehr so viel Angst.

„Hallo“, sagt da plötzlich eine Stimme. Die kommt nicht aus dem Radio und die kommt auch nicht aus dem Fernseher. Die Stimme kommt aus dem Flur.

Gleich fällt Jannis tot um, das weiß er. Gleich wird er ohnmächtig vor Angst. Oder tot oder ohnmächtig. Nur weg will er sein. Nicht hier. Nicht bei dieser Stimme.

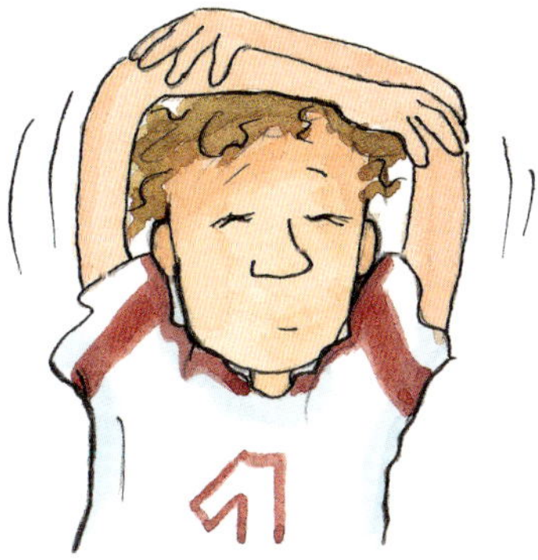

Jannis kneift die Augen fest zu. Dann kann er nichts sehen. Und das, was zu der Stimme gehört, will er auch nicht sehen. Bloß nicht.

„Du bist nicht sehr höflich“, sagt es da wieder.

Die Stimme klingt ärgerlich. „Du kannst doch wohl *auch* grüßen, wenn man dich freundlich grüßt." Und dabei zupft etwas an Jannis' Hosenbein.

Jannis wird immer noch nicht ohnmächtig. Er fällt auch nicht tot um.

Außerdem ist es nicht so schrecklich, wie Jannis sich Einbrecher vorgestellt hat.

Ob er mal gucken soll? Sehr gefährlich klingt der Einbrecher eigentlich nicht.

Eher ungeduldig.

„He!", sagt die Stimme und wieder zupft etwas an Jannis' Hose. Diesmal schon fester.

Jannis macht ganz vorsichtig die Augen auf.

Erst ein bisschen. Dann ein bisschen mehr.

Und dann ganz.

Aber er sieht gar nichts. Nur den Flur. Und das Licht überall. Keinen Einbrecher. Absolut keinen Einbrecher.

„He!", sagt die Stimme wieder. Sie kommt von ziemlich weit unten. Ungefähr von Jannis' Knie. Oder noch tiefer.

Da guckt Jannis hin. Und dann wird er doch fast ohnmächtig. Weil er nämlich etwas sieht, was es gar nicht geben kann. Neben seinem rechten Bein steht ein Mann. Er hat Jeans an und Tennisschuhe mit drei Streifen und eine alte Lederjacke.

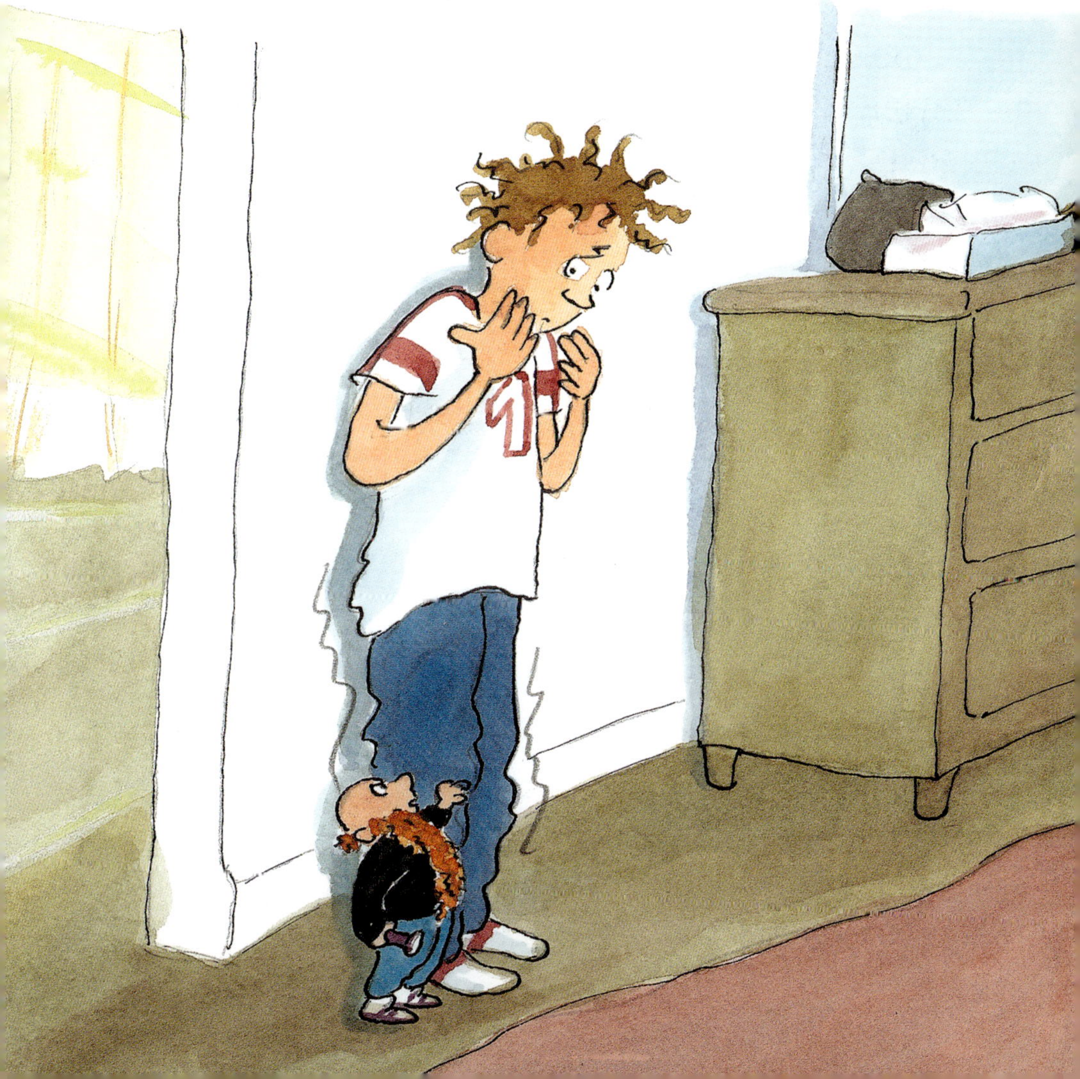

Einen Bart hat er auch. Sogar einen ziemlich langen. Bestimmt bis zum Gürtel. Dafür hat er keine Haare. Oder nur einen ganz kleinen Rest. So einen komischen Kranz um den Hinterkopf.
Und er ist winzig! Sehr winzig ist der Mann. Noch kleiner als das Baby von Frau Rüter aus dem 11. Stock. Und das ist schon ziemlich klein.

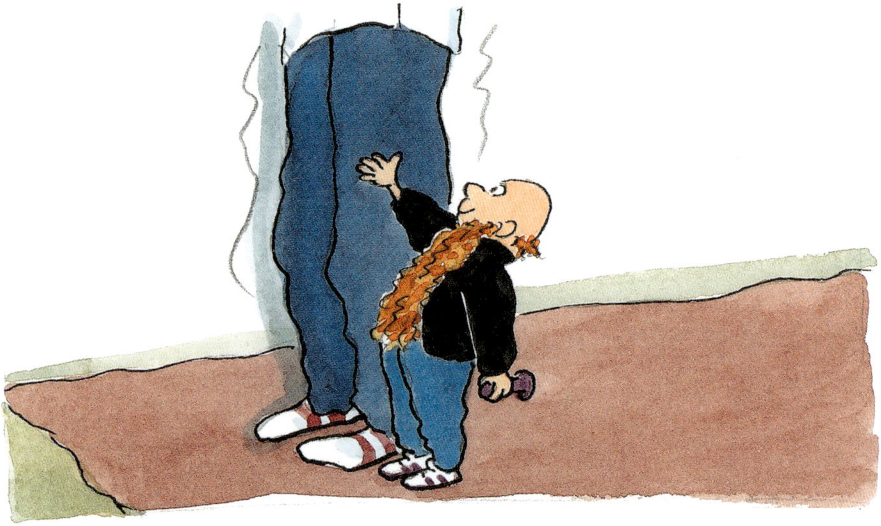

„Tag“, sagt der Mann und streckt Jannis die Hand hin. „Nett, dich kennenzulernen.“
Jannis sagt gar nichts.

„Überrascht?“, fragt der Mann.
Jannis nickt. Dann setzt er sich auf den Boden. Jetzt ist sein Kopf nicht mehr so viel höher als der von dem Mann. Immer noch höher, aber nicht mehr so doll. Er kann den Mann ganz gut angucken.
„Ich bin ein Heinzler“, sagt der Mann und knöpft seine Lederjacke auf. Darunter hat er ein graues T-Shirt an.
„Ein Heinzelmännchen?“, fragt Jannis. Der kann ihm ja viel erzählen.
„Ein Heinzler“, sagt der Mann. „Wir nennen uns jetzt Heinzler. Kein Mensch möchte gerne Männchen heißen. Auch kein Heinzler.“

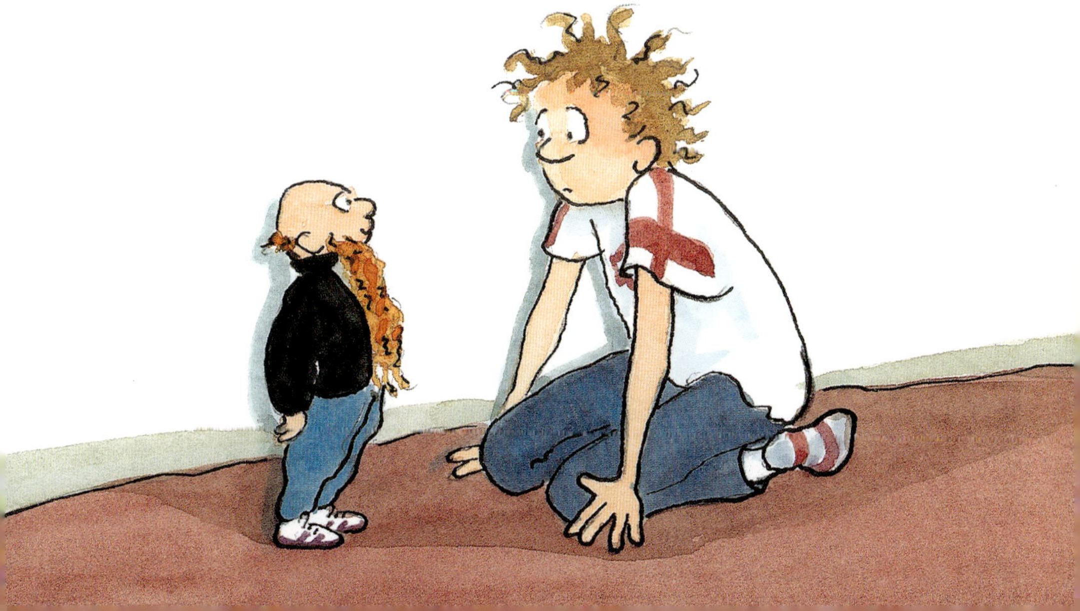

„Aber es ist dasselbe?“, fragt Jannis.
„Sozusagen“, sagt der Mann. „Aber wir legen Wert darauf, Heinzler genannt zu werden.“
Jannis nickt. „Heinzelmännchen gibt es nicht“, sagt er.
Das weiß er nun genau. Von Mama und Papa und aus der Schule und aus dem Fernsehen. Überhaupt weiß das jedes Kind.
„Mich gibt's“, sagt der Heinzler.
Das stimmt. Dagegen kann Jannis nichts sagen. Schließlich sieht er den Mann genau.
„Aber Heinzelmännchen sehen anders aus“, sagt Jannis.
„Du meinst Heinzler“, sagt der Mann.
„Mhm“, sagt Jannis. Über den Namen will er nicht streiten. „Sie haben Zipfelmützen“, sagt Jannis. „Und so pludrige Hosen. Und Laternen.“
„Ich habe eine Taschenlampe“, sagt der Heinzler und zeigt sie vor. Sie hat einen Magneten. So eine hätte Jannis auch gerne.
„Und die Zipfelmütze?“, fragt Jannis.

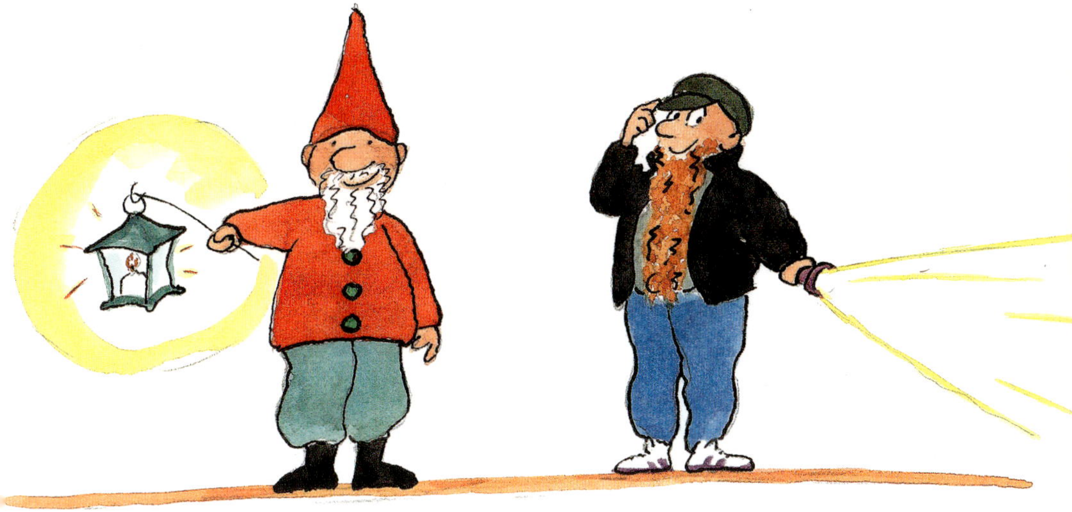

„Abgeschafft“, sagt der Heinzler. „Wer will heute schon noch mit so was rumrennen? Nicht mehr modern. Wir tragen Mützen.“
Und er zeigt Jannis eine Cordmütze mit eingenähtem Schirm.
Das versteht Jannis. Er würde auch keine Zipfelmütze aufsetzen. Da lachen ja alle.
„Und was willst du hier?“, fragt Jannis. Angst hat er jetzt keine mehr.
„Heinzeln“, sagt der Heinzler.
„Aha“, sagt Jannis. Er hat keine Ahnung, was das bedeutet.

Ein fabelhaftes Zimmer

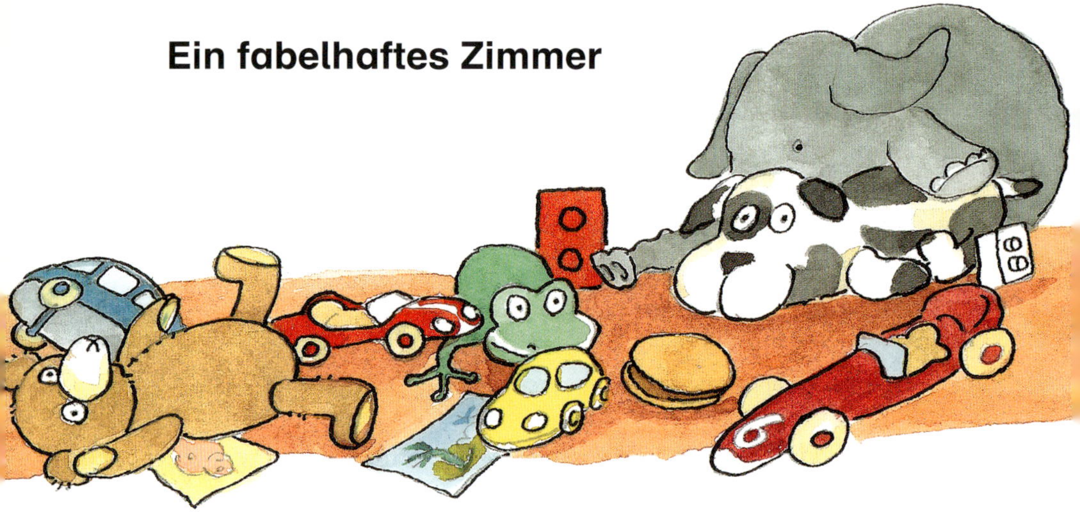

Dann gehen sie in Jannis' Zimmer.
Licht ist ja schon an. Und rummelig ist es auch – ziemlich. Alles liegt auf dem Boden: vierunddreißig kleine Autos und fast alle Stofftiere und die Lego-Steine und Jannis' Fußballschuhe und seine Postkartensammlung und die Schlafanzughose und der Schulranzen und ein zerkrümelter Keks.
So sieht es bei Jannis meistens aus. Er kann gar nichts dagegen machen. Dafür ist aber der Spielzeugschrank leer.
Mama findet das furchtbar. Sie mag überhaupt keine Unordnung. Jeden Tag muss Jannis

aufräumen. Das ist fürchterlich. Fast noch schlimmer als Hausaufgaben.
Aber heute hat Mama die Aufräumerei vergessen. Sie hatte es zu eilig, weil sie sich schön kämmen und lange baden und schminken musste für das Fest.
Da konnte sie nicht auch noch ans Aufräumen denken. Zum Glück.
Hoffentlich macht dem Heinzler die Unordnung nicht so viel aus, denkt Jannis. Aber da muss er sich keine Sorgen machen. Der Heinzler steht in der Tür und reibt sich die Hände.
„Fantastisch!“, sagt er. „Fabelhaft!“

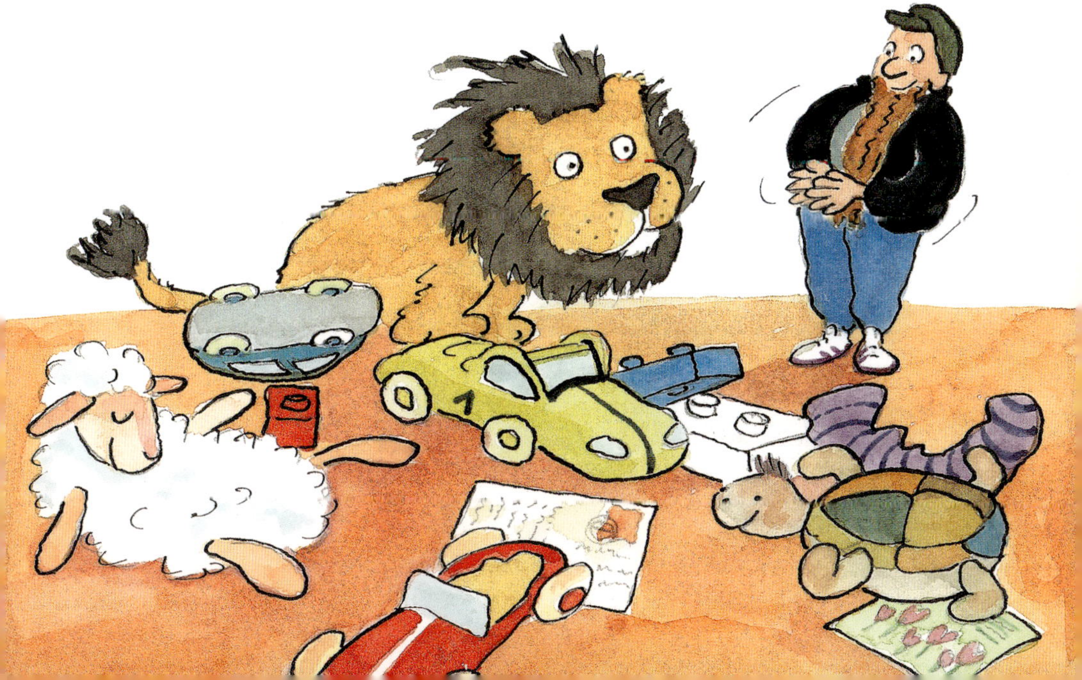

„Ja“, sagt Jannis. „Nur ein bisschen rummelig.“ Der Heinzler nickt. Er trippelt im Zimmer herum und tippt die Spielsachen an. Die Autos lässt er ein bisschen fahren. Den Keks isst er einfach auf. Dabei ist der für ihn mindestens so groß wie eine ganze Torte für Jannis.

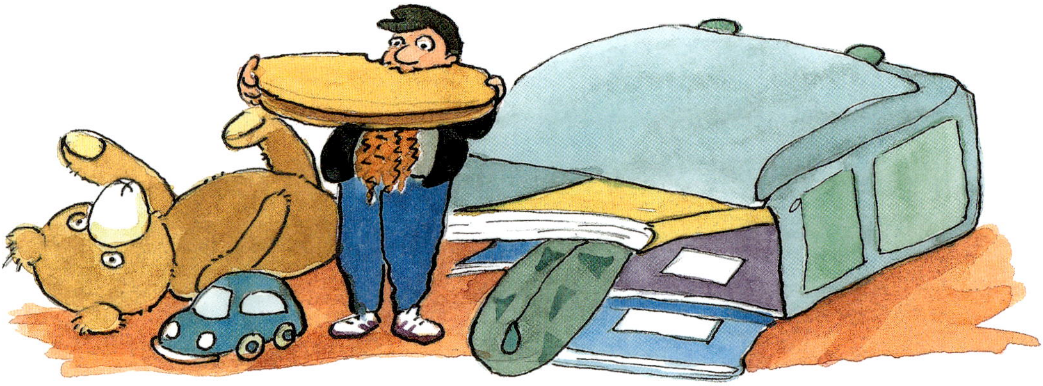

„Wunderbar“, sagt der Heinzler glücklich. „So was Schönes ist mir schon lange nicht mehr begegnet. Hier lohnt es sich richtig!“
„Was lohnt sich?“, fragt Jannis. Ein bisschen komisch benimmt sich der Mann schon.
„Heinzeln“, sagt der Heinzler und kommt zur Tür zurück. „Hier wird jetzt mal ordentlich

geheinzelt!“ Und dann schnipst er mit den Fingern, dass es knallt. Erst mit der rechten Hand. Dann mit der linken Hand. Und dann ist Jannis’ Zimmer aufgeräumt.
Die Autos sind in ihrer Schachtel und die Stofftiere auf dem Bord über dem Bett und die Schlafanzughose unter dem Kopfkissen und die Lego-Steine und die Postkarten im Schrank und der Ranzen neben dem Stuhl.
Der Keks ist ja sowieso schon im Heinzler-Magen.

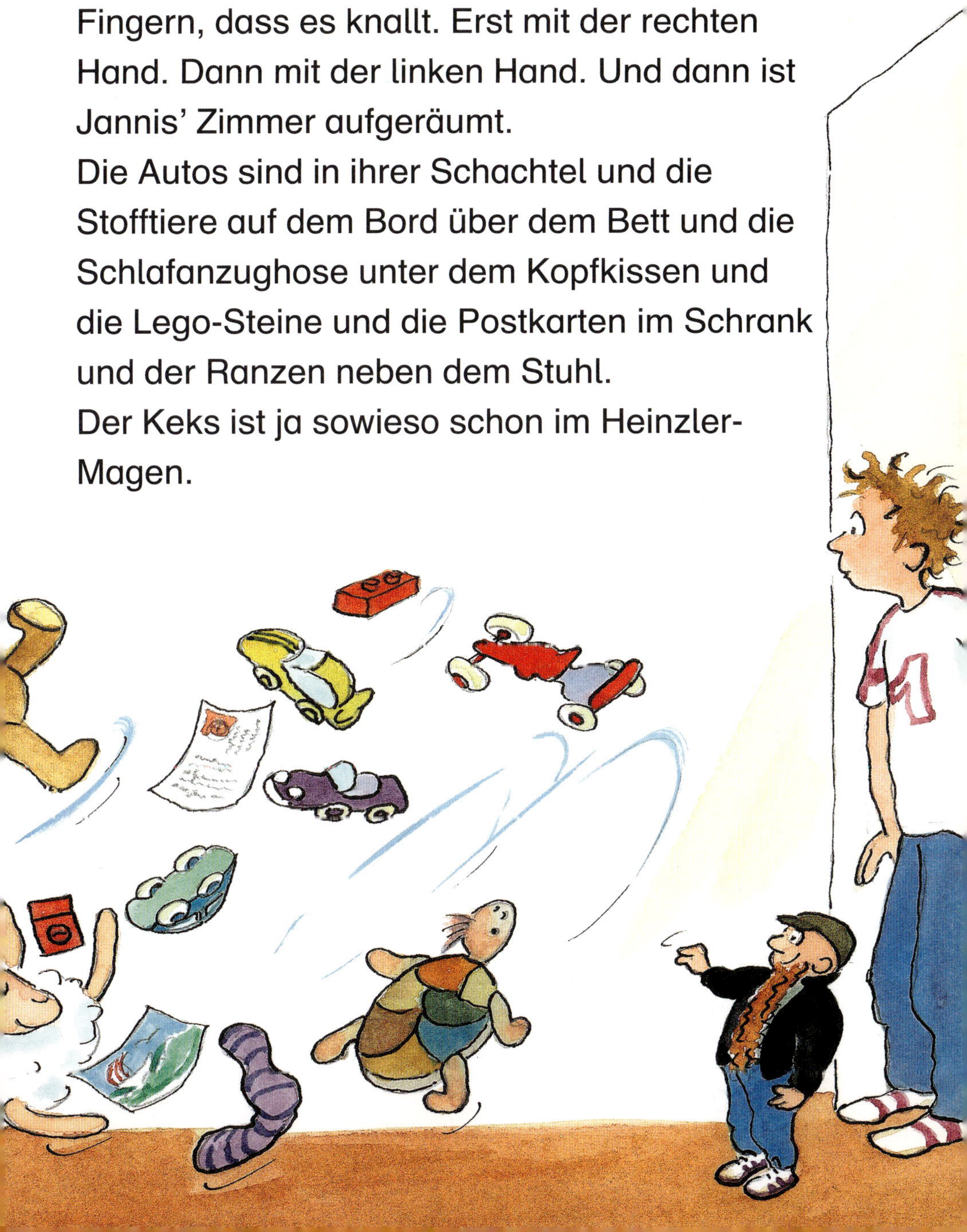

Jetzt wird Jannis doch noch fast ein bisschen ohnmächtig. Das war gezaubert! Zaubern gibt es nicht.
„Wie hast du das gemacht?“, fragt Jannis. Er schnipst auch mit den Fingern. Aber nichts passiert.

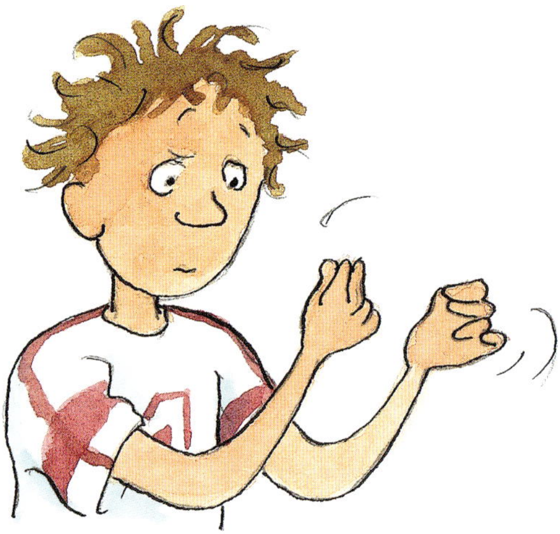

„Geheinzelt“, sagt der Heinzler und er sieht ganz glücklich aus. „Fantastisch.“
Jannis nickt. Bestimmt war das fantastisch. Aber auch ziemlich unheimlich. Sicherlich war da ein Trick dabei. Oder geht es mit Fernsteuerung? Vielleicht hat er einen ganz kleinen Computer mit Magnetfeld. Wenn Computer Autos bauen und Ampeln

schalten können, können sie bestimmt auch Kinderzimmer aufräumen. Genau. Es ist gar nicht unheimlich. So ein Glück! Überhaupt keine Zauberei. Nur Computer.
„Fabelhaft“, sagt der Heinzler wieder und trippelt im aufgeräumten Zimmer herum.
Er streichelt über das Bett und den Schrank und den Stuhl. „Da merkt man doch mal wieder, was man kann. Es gibt nur noch so selten Gelegenheit, mal richtig zu heinzeln“, sagt er zu Jannis.
„Du würdest es nicht glauben. Kein Mensch geht mehr ins Bett, ohne die Arbeit fertig zu haben. Die Wäsche hängt auf der Leine, und das Geschirr ist abgewaschen, und die Fußböden sind fusselfrei. All diese Waschmaschinen und Geschirrspüler und Staubsauger. Sogar die Kinderzimmer sind aufgeräumt! Kein Kind darf ins Bett, wenn sein Zimmer noch unordentlich ist. Was soll da ein anständiger Heinzler noch tun? Sag mir das mal!“

Das weiß Jannis nun auch nicht.
„Räumst du gerne auf?“, fragt er.
„Leidenschaftlich“, sagt der Heinzler. „Das ist mein Leben. Ich heinzle den Leuten die Arbeit weg. Sechshundert Jahre mach ich das jetzt. Und plötzlich haben sie überall Ölheizung: Da ist natürlich kein Holz mehr zu hacken. Ihr Essen kaufen sie im Supermarkt: Brotbacken fällt also auch weg. Ab und zu ein Kinderzimmer, das ist das Einzige, was einem Heinzler heutzutage bleibt“, sagt der Heinzler traurig. Fast, als ob er weinen will.
Jannis würde ihm gern ein bisschen über den Kopf streicheln. Aber er weiß nicht, ob er

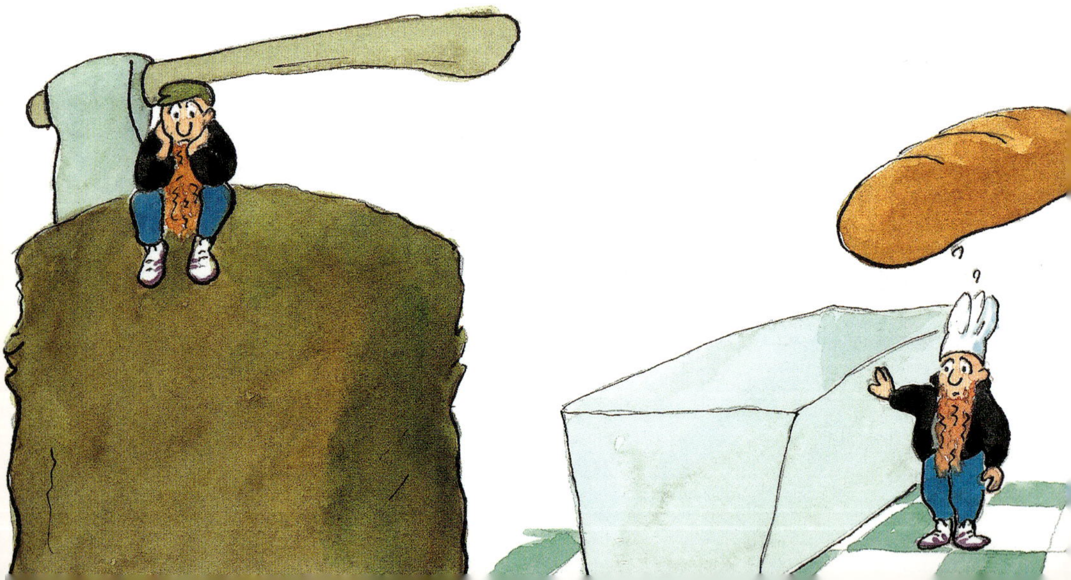

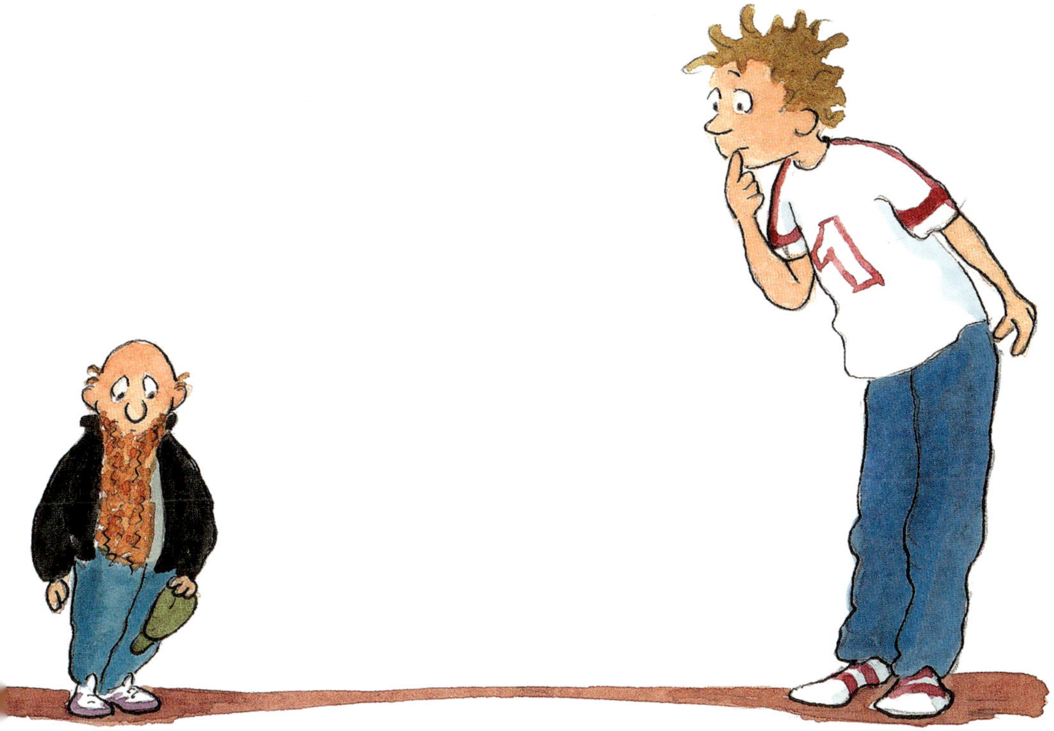

das darf. Schließlich ist der Heinzler schon erwachsen.
„Und jetzt wird gegessen", sagt der Heinzler plötzlich. „Heinzeln macht hungrig!" Und er schlägt sich mit den Händen auf die Schenkel.
Jannis atmet auf. Gott sei Dank! Er kann so schlecht Leute trösten. Dabei wird er auch immer nur traurig.

Heinzler mögen saure Gurken

„Ich mach dir ein Toastbrot“, sagt Jannis. „Mit Käse.“
Aber der Heinzler schüttelt den Kopf.
„Schokolinsen“, sagt er. „Ich will Schokolinsen.“
Die hat Jannis leider nicht im Haus.
Die hat Jannis überhaupt nie lange im Haus.
Die muss er immer so schnell selber essen.
„Vielleicht saure Gurken?“, fragt Jannis.
Saure Gurken sind auch gut.
Das findet der Heinzler auch. „Aber ordentlich viele“, sagt er und schnipst sich auf einen Küchenstuhl. „Du glaubst nicht, wie hungrig ich bin.“
Jannis holt das Gurkenglas aus dem Kühlschrank. Es ist ein Riesenglas aus dem Sonderangebot und noch fast voll.
Sie essen, bis es leer ist. Jannis hat mindestens sieben Gurken gegessen, aber der Heinzler noch mehr. Jannis würde gerne

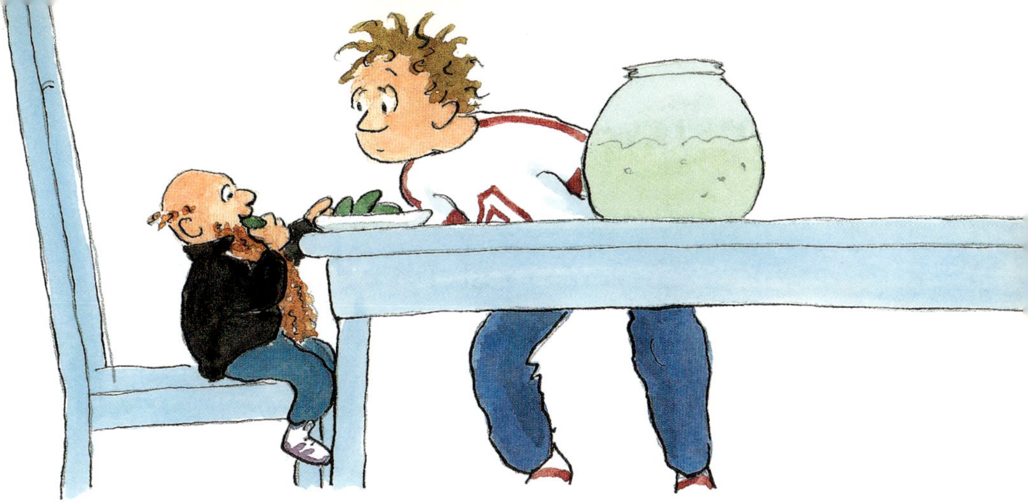

wissen, wie so ein kleiner Mann so viel essen kann. Der Heinzler-Bauch ist jetzt auch ziemlich dick.
Vielleicht ist in der Hose ein Gummiband.
„Das war wunderbar“, sagt der Heinzler und lehnt sich bequem zurück. Sein Bauch stößt vorne gegen den Küchentisch. „Früher hat man uns immer Essen hingestellt. Zuerst haben wir ordentlich geheinzelt und dann ordentlich gegessen. So gehörte es sich.“
Das weiß Jannis aus den Märchen. Und beim Sandmännchen im Fernsehen war auch mal was über Heinzelmännchen. Aber das guckt sich Jannis längst nicht mehr an. Sandmännchen ist für Babys.

„Machst du das mit Computer?“, fragt Jannis und schnipst mit den Fingern.
„Nein“, sagt der Heinzler und schnipst auch. Das Gurkenglas verschwindet vom Tisch und steht auf dem Abtropfrost neben der Spüle.
„Mit den Fingern.“ Und er schnipst noch mal. Da ist auch der Tisch abgewischt und der Fußboden sauber. Da war ziemlich viel Gurkensaft drauf.

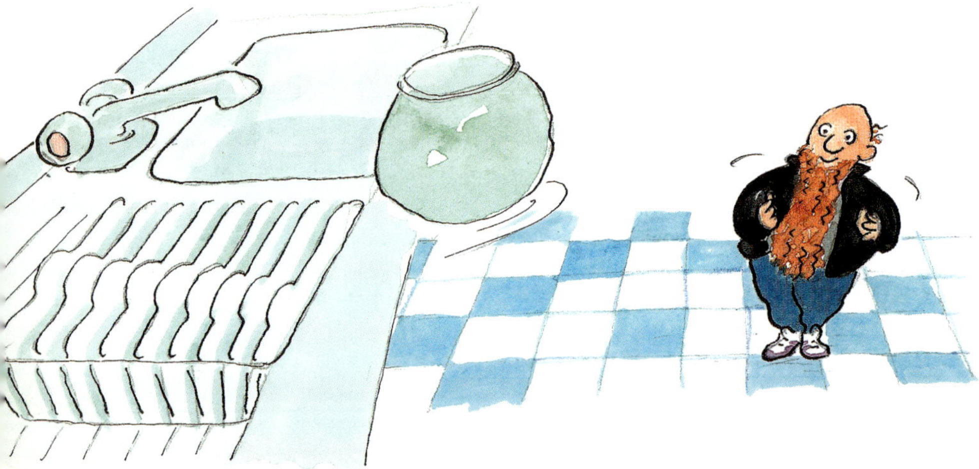

Vielleicht will der Heinzler den Trick nicht verraten, denkt Jannis. So einen guten Trick würde Jannis auch nicht verraten. Das würde keiner.

Plötzlich fällt ihm noch was ein. „Machst du jede Arbeit?“, fragt Jannis. „Auch Hausaufgaben?“
Der Heinzler runzelt die Stirn. „Mengenlehre?“, fragt er.

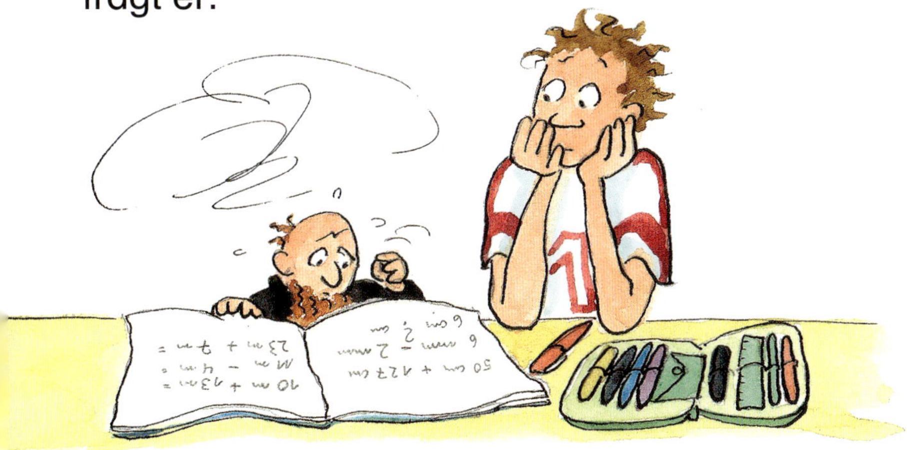

Jannis schüttelt den Kopf. „Einfach rechnen“, sagt er. „Mit Zentimetern. Und schreiben. Und lesen üben.“
„Früher haben wir das nie gemacht“, sagt der Heinzler. „Aber natürlich ändern sich die Zeiten.“ Er denkt nach. Sein Bauch wackelt auf und ab vor Anstrengung. „Ich brauch dann aber Schokolinsen“, sagt er schließlich. „Morgen Abend.“

Jannis nickt. Er kann sein Sparschwein schlachten. Dafür kriegt er eine Menge Schokolinsen.
„Okay“, sagt Jannis.
Der Heinzler macht die Augen zu und schnipst. Er sieht anders aus als beim Aufräumen. Angestrengter.
„Oha!“, sagt der Heinzler und kneift die Augen noch fester zu. Dann schnipst er noch mal. Dann schüttelt er den Kopf und schnipst wieder. „So“, sagt er und seufzt ein bisschen. „Ziemlich schwere Hausaufgaben.“
Jannis seufzt auch. Der Heinzler hat recht. Leider hat Jannis immer ziemlich schwere Hausaufgaben.
„Das war's denn wohl für heute“, sagt der Heinzler und schiebt mühsam seinen dicken Gurkenbauch vom Stuhl. „Morgen sehen wir uns wieder. Und vergiss die Schokolinsen nicht.“
„Nee“, sagt Jannis. Das tut er bestimmt nicht. „Und wie kommst du jetzt nach Hause?“

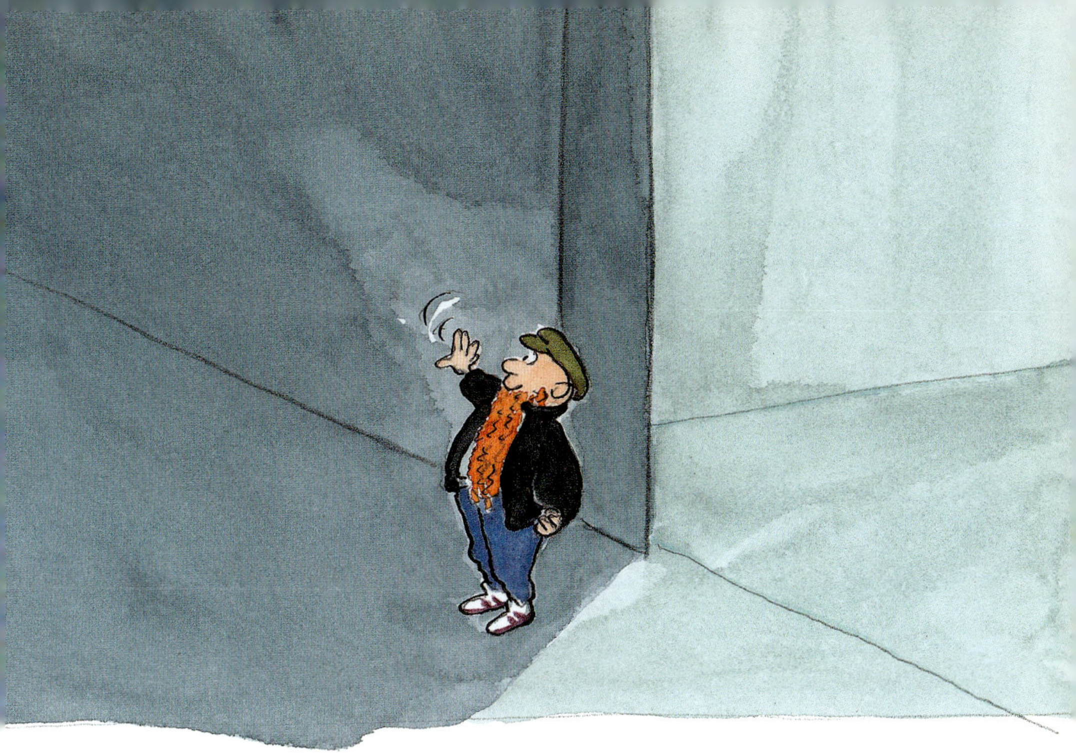

„Mit dem Fahrstuhl“, sagt der Heinzler und ist schon an der Tür.
„Und wenn dich einer sieht?“, fragt Jannis erschrocken. Erwachsene sind manchmal komisch. Vielleicht haben sie was gegen ganz kleine Männer, auch wenn es Heinzler sind.
Der Heinzler schüttelt den Kopf. „Keine Sorge“, sagt er. „Ich bin doch unsichtbar.“
Er winkt noch einmal und schnipst sich den Fahrstuhl her. „Schokolinsen!“, ruft er.
Dann fährt der Fahrstuhl ab.

Ein Saure-Gurken-Morgen

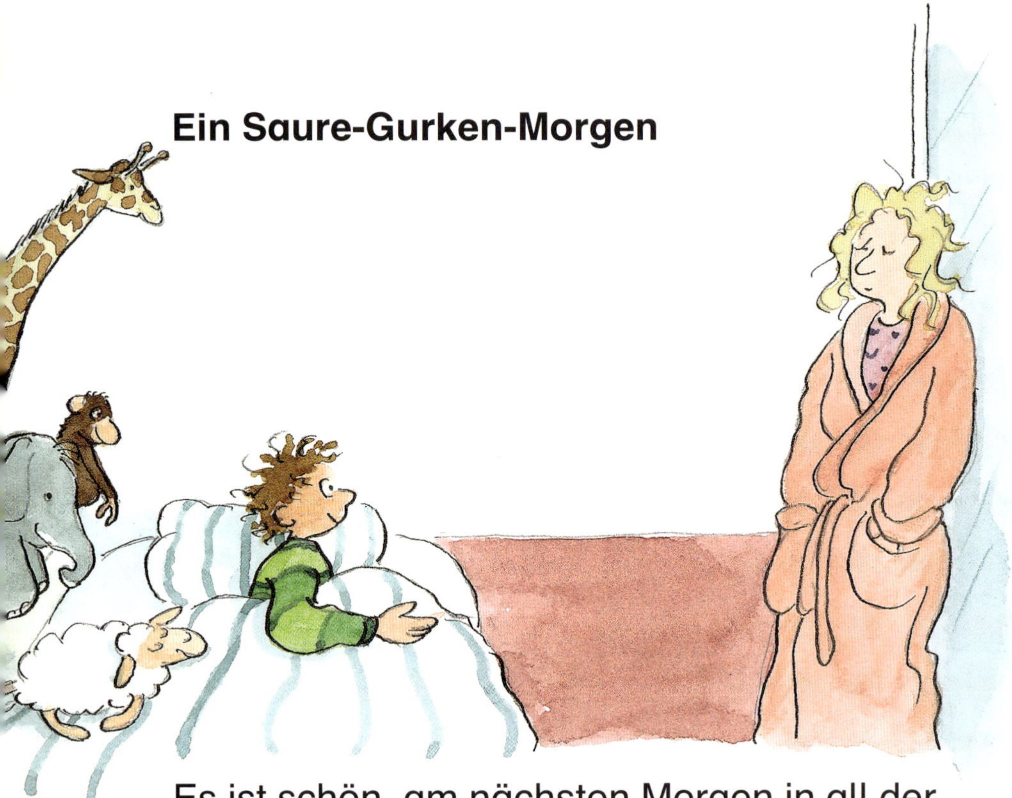

Es ist schön, am nächsten Morgen in all der Ordnung geweckt zu werden. Jannis' Zimmer sieht fantastisch aus. Fabelhaft.

„Na?", sagt Jannis zu Mama, die im Morgenmantel zum Wecken an der Tür steht. Jetzt kann sie ihn ja auch mal loben.

Mama hat ganz kleine Augen. „Hast du gestern Abend noch aufgeräumt?", fragt sie. Unter den Augen hat sie schwarze Flecken. Das sind noch Reste von der Wimperntusche.

Jannis nickt. So toll hat er überhaupt noch nie aufgeräumt. Wie staubgesaugt sieht sein Zimmer aus.
„Fein“, sagt Mama und geht in die Küche.
Jannis kriecht aus dem Bett. Das ist wieder mal typisch. Wenn er nicht aufgeräumt hat, oha! Dann gibt es ein Gerede und Geschimpfe und Geschreie. Aber wo jetzt sein Zimmer so toll ordentlich ist, sagt Mama nur „Fein“. Ein einziges Wort! Das ist schon alles.
Und dafür lohnt es nicht, denkt Jannis. Er wäscht sich mit viel Wasser-Rauschen die Hände und geht dann aufs Klo. Ein Glück, dass er nicht selber aufgeräumt hat. Da würde er sich jetzt ärgern.
„Habt ihr lange gefeiert?“, fragt Jannis, als er im Badezimmer fertig ist.
Mama lehnt am Kühlschrank. Sie sieht aus, als ob sie *sehr* lange gefeiert hat. Papa sieht auch nicht viel besser aus. Er sitzt neben Jannis auf einem Küchenhocker und trinkt seine dritte Tasse Kaffee.

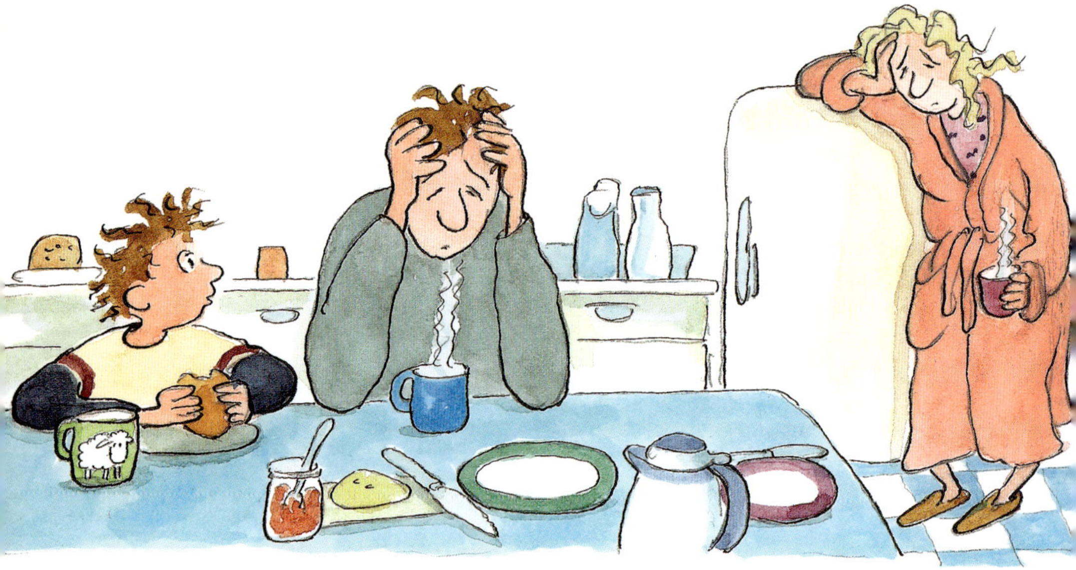

„Scheußlicher Morgen“, stöhnt Papa und schiebt seinen Teller weg.
„Nimm eine Tablette“, sagt Mama.
„*Habt* ihr nun lange gefeiert?“, fragt Jannis.
„Verdammt!“, sagt Papa und knallt mit der Hand auf den Tisch.
Jannis sagt nichts mehr, aber er kneift den Mund zusammen. Das wird er sich merken. Da hat er nun so toll aufgeräumt wie noch nie und wird nicht mal gelobt.
Und fragen darf er auch nichts. Pöh!, denkt Jannis. Aber er sagt es lieber nicht laut. Papas Laune ist so schlecht.

„Was um Himmels willen ist denn das?“, fragt da Mama. Sie klingt auf einmal ganz wach. Mama hat das leere Gurkenglas entdeckt. Jannis hätte es gestern Abend noch von der Spüle nehmen sollen.
„Ich muss los“, sagt Jannis und rutscht vom Küchenhocker. Sein Brot lässt er angebissen liegen.
„Halt, halt, *halt*!“, sagt Mama. „So geht das ja nun nicht!“ Sie hängt gar nicht mehr krumm am Kühlschrank. „Wo sind meine Gurken?“
„Gegessen“, sagt Jannis. Und das ist ja die Wahrheit.
„Alle?“, fragt Mama und hebt das Glas hoch.

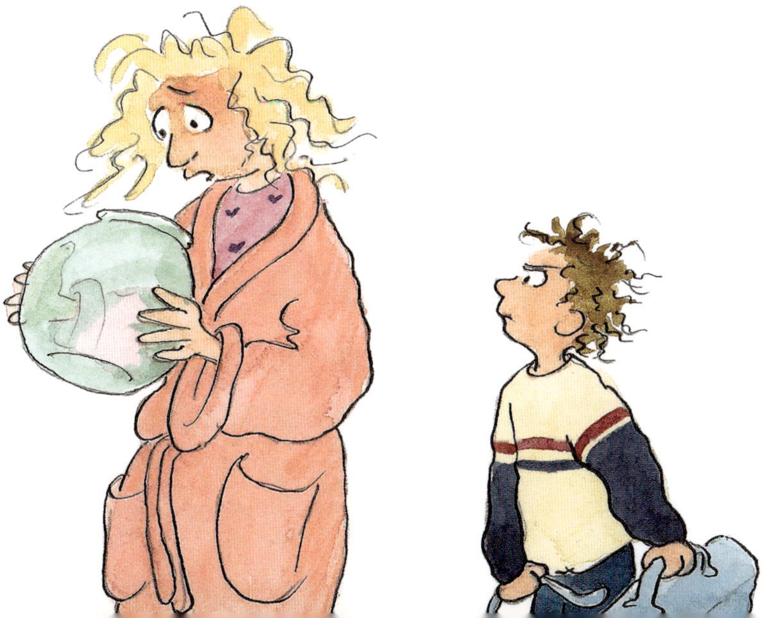

„*Alle* sauren Gurken aus diesem *Riesen*glas?“
Jannis nickt. Das sieht sie doch selber. Es ist keine Gurke mehr da.
„Hartmut“, sagt Mama und zeigt Papa das Glas. „Der Junge hat alle sauren Gurken gegessen!“
„Ich hab Kopfschmerzen!“, sagt Papa. „Gibt es denn hier verdammt keine Tabletten?“
Mama sieht Jannis misstrauisch an. „Das waren mehr als drei Pfund!“, sagt sie und starrt auf das Etikett. „Mehr als drei Pfund saure Gurken!“
„Es waren ganz schön viele“, sagt Jannis.
Das stimmt. Es waren viele. Seine und die vom Heinzler noch dazu.
„Du liebe Zeit, Jannis“, sagt Mama und lässt sich wieder gegen den Kühlschrank fallen.
„Und dir ist nicht schlecht geworden?“
„Nee“, sagt Jannis. Da hat er schon ganz andere Sachen gegessen.
Mama seufzt. „Auf was für Ideen dieses Kind kommt, wenn es allein ist!“, sagt sie.

Jannis kichert. *Allein* war er ja nun nicht gerade. Und jetzt muss er zur Schule. „Hausaufgaben alle gemacht?“, fragt Mama. Jannis nickt. Jedenfalls, wenn der Heinzler nicht gelogen hat, denkt er.

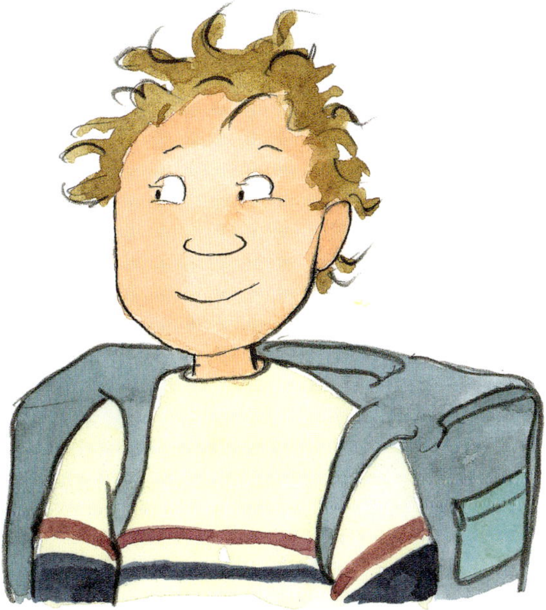

Aber von dem will er lieber nicht reden. Sonst denken Mama und Papa noch, die vielen Gurken haben ihm geschadet.

Rechnen kann ein Heinzler eher nicht

In der Schule ist es nicht einfach. Hausaufgaben kann der Heinzler wohl doch nicht so gut.
„Sieben Zentimeter und drei Zentimeter“, sagt Herr Schröder. „Na, Jannis?“
Jannis guckt in sein Heft. Der Heinzler hat alle Aufgaben gelöst. Aber die Antworten sehen eher merkwürdig aus.
„Mindestens tausend“, hat der Heinzler hingeschrieben. Und das kann nicht stimmen. Das weiß Jannis sicher. Aber wie viel es wirklich ist, weiß er leider auch nicht.
„Na, Jannis?“, fragt Herr Schröder. „Sieben Zentimeter und drei Zentimeter?“
Jetzt muss Jannis schnell selber rechnen. Sonst denkt Herr Schröder noch, er hat die Hausaufgaben nicht gemacht.
„Zehn Zentimeter?“, sagt Jannis vorsichtig. Das kommt ihm richtig vor. Besser als tausend.
„Prima!“, sagt Herr Schröder. Jannis meldet

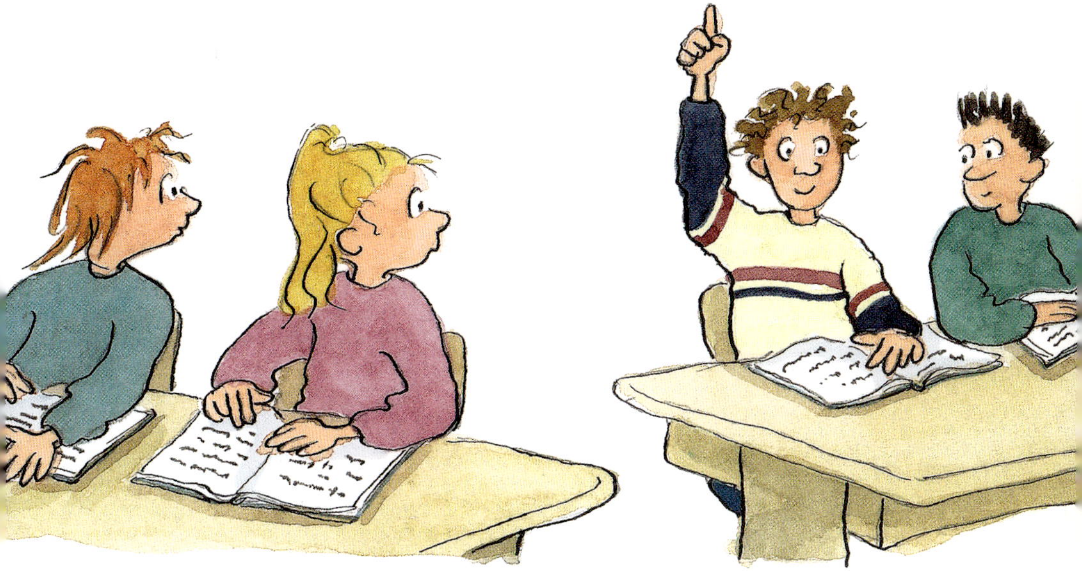

sich bei der nächsten Aufgabe gleich noch mal. Obwohl in seinem Heft wieder „mindestens tausend“ steht. Aber Jannis kann ja wohl auch noch selber rechnen. Und fast alles richtig.
„Der Jannis wird ein Rechen-Ass“, sagt Herr Schröder zufrieden.
Jannis nickt. Klar. Das wird er dem Heinzler mit seinem kaputten Computer heute Abend mal erzählen.
Schreiben ist nicht so gut. Die Schrift vom Heinzler kann kein Mensch lesen. Sie hat so viele Schnörkel und Kringel.

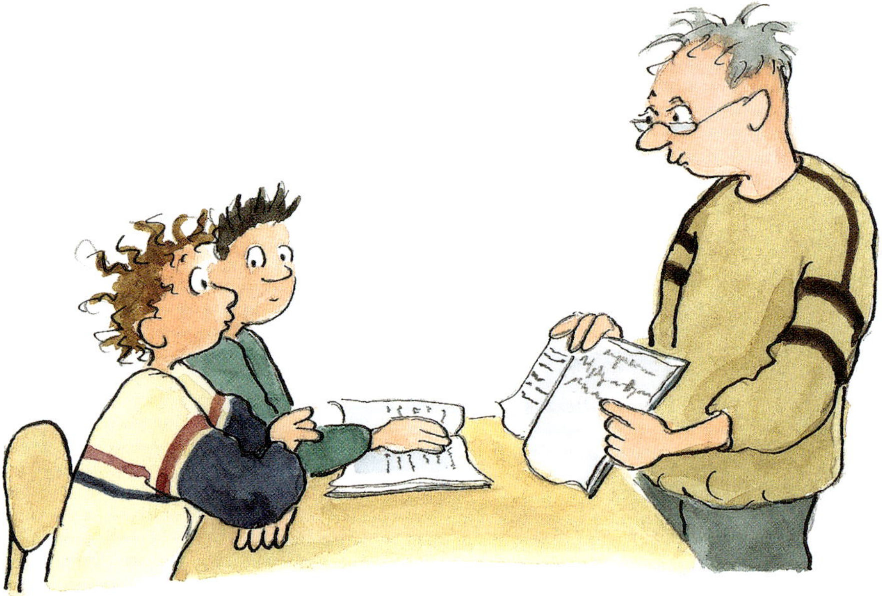

„Hat das deine Oma geschrieben?“, fragt Herr Schröder. Jannis schüttelt den Kopf.
„Dein Opa?“, fragt Herr Schröder. Jannis nickt. Er hat gar keinen Opa. Aber sonst fragt Herr Schröder nur immer noch weiter.
„Mensch, Jannis!“, sagt Herr Schröder.
„Dass ihr immer versuchen müsst, mich zu beschummeln! Ich krieg das ja doch raus!“ Und er gibt Jannis das Heft zurück.
Jaja, du kriegst es raus, denkt Jannis. Das *glaubst* du aber nur, du Schlauer! Und er muss ein bisschen lachen. Er hat ein Geheimnis, und das kennt kein Mensch.

Acht Tüten Schokolinsen

Nach der Schule geht Jannis Schokolinsen kaufen.
Sein Sparschwein hat er heute Morgen mit Papas Hammer unter der Bettdecke geschlachtet. Weil es so einen Krach macht.
Den Schlüssel hat Papa. Und den rückt er nur vor Weihnachten raus. Damit Jannis mit dem Schweinegeld Geschenke kaufen kann.
Jetzt war auch schon ziemlich viel Geld im Schwein. Es reicht für acht Tüten Schokolinsen für den Heinzler und sogar noch für drei Gummilutscher für Jannis.
„Hast du nur diesen Klimperkram?“, fragt die Frau an der Kasse, als Jannis sein ganzes Geld auf das Laufband schüttet.
Jannis nickt. Sie braucht gar nicht so wütend zu gucken. Ihm wäre es auch lieber, wenn die Leute mal größere Geldstücke in sein Schwein stecken würden.

Zu Hause wartet Mama schon. „Da ist ja der Herr!", sagt sie böse und zieht Jannis am Ärmel in die Küche. Da liegen die Reste vom Schwein auf dem Tisch. Der Kopf ist noch gut zu erkennen.

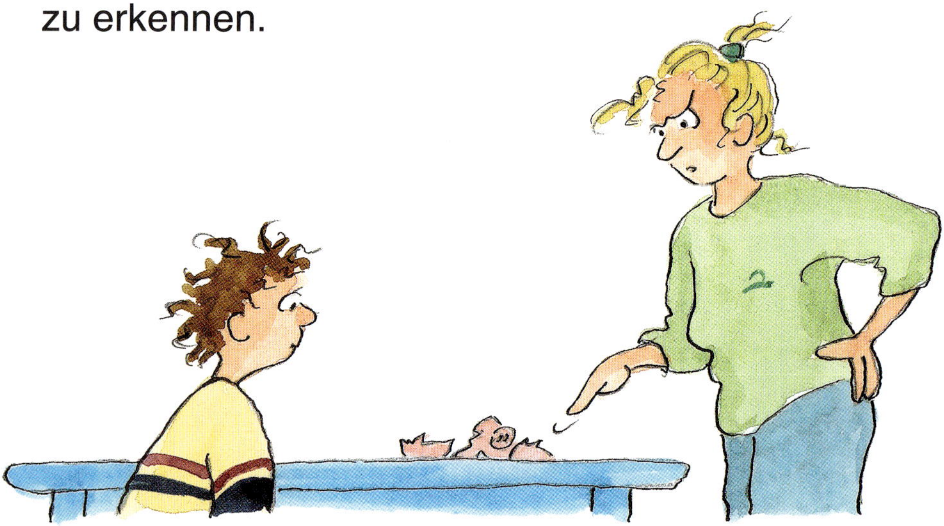

„Bitte?", sagt Mama und zeigt auf die Scherben.
Jannis weiß, was das heißt. Jetzt muss er erklären, was mit dem Schwein passiert ist. „Es ist kaputt", sagt Jannis und sieht Mama nicht an dabei. Sie regt sich immer so auf. Das tut sie jetzt auch. „Kaputt!", sagt Mama und schnauft richtig ein bisschen dabei. „Und

wer hat das gemacht, bitte schön? Und wo ist das Geld geblieben?"
„Das ist *mein* Geld", sagt Jannis trotzig.
Das sagen sie doch immer. Sein Schwein und sein Geld. Da kann er ja wohl damit machen, was er will.
„*Dein* Geld!", sagt Mama. „Und was hast du dafür gekauft?"
„Nichts", sagt Jannis. Aber das glaubt ihm natürlich kein Mensch.
Mama macht schon seinen Ranzen auf und räumt ihn aus.
„Schokolinsen!", sagt Mama und starrt Jannis ungläubig an. „Acht Tüten Schokolinsen!"

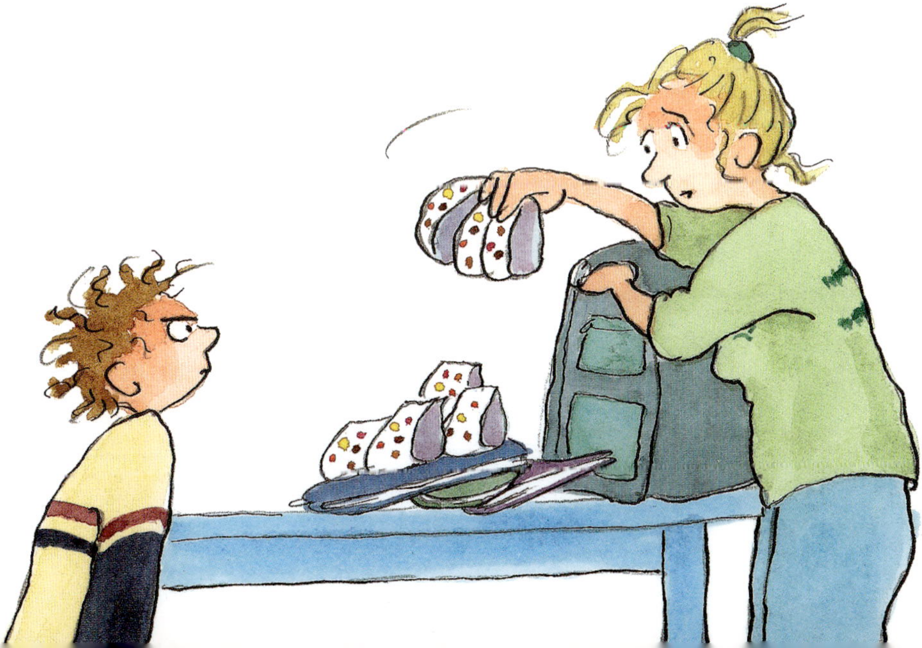

Und sie lässt sich auf den Küchenhocker fallen. Jetzt sieht sie gar nicht mehr wütend aus. Nur verblüfft. Beinah erschrocken. „Und dafür schlachtest du das schöne Schwein!?“
„Ich hatte so Lust drauf“, sagt Jannis leise. Jetzt darf sie ihm die Tüten nur nicht wegnehmen. Die braucht schließlich der Heinzler.
„Meine Güte“, sagt Mama und sackt in sich zusammen. „Gestern Abend drei Pfund saure Gurken und heute zwei Pfund Schokolinsen! Du wirst mir doch nicht krank?“
„Nee, nee“, sagt Jannis und steckt die Tüten schnell wieder in den Ranzen.
Denn klettert er zu Mama auf den Schoß und schmust noch ein bisschen. Damit sie wieder beruhigt ist.
Abends schimpft Papa. Aber nicht lange. Im Fernsehen gibt es ein Fußball-Pokalspiel, das will er sehen.
„Und wo sind die Schokolinsen jetzt?“, fragt Papa und macht ein Bier auf.
Jannis ist still. Zum Glück hat er sie gut

versteckt. Im Korb mit der schmutzigen Wäsche im Badezimmer. Da sucht Papa nie.
„Los“, sagt Papa und trinkt den ersten Schluck. „Gegessen?“
Jannis schluckt. Der Heinzler macht ihm ganz schön viel Ärger. Dauernd muss er lügen. Und das hat er jetzt satt.

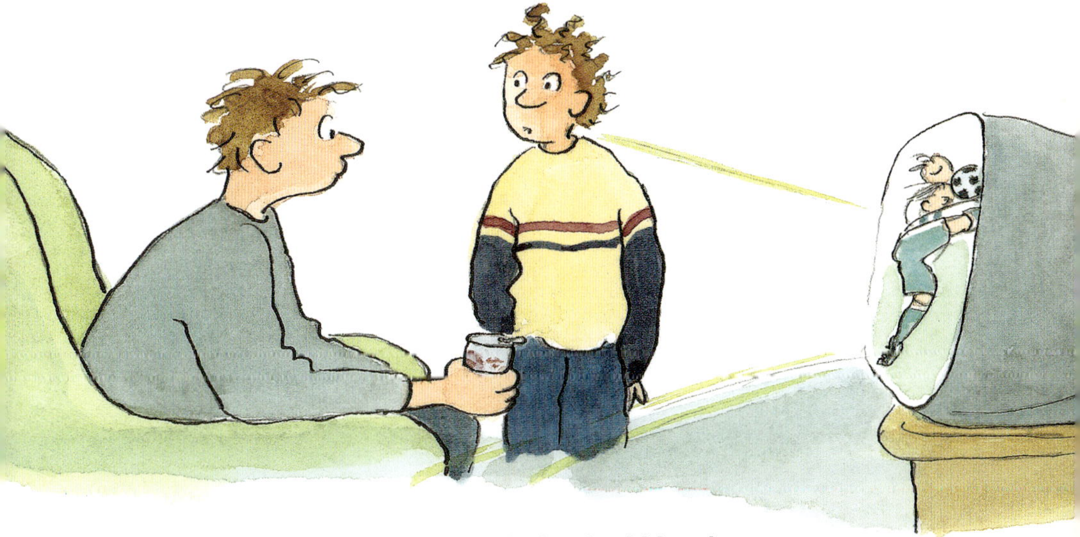

Jetzt sagt er mal die Wahrheit. Wenigstens versuchen kann er es ja.
„Die sind nämlich für ein Heinzelmännchen“, sagt Jannis. „Die sauren Gurken hat er auch gegessen. Er heißt Heinzler.“

„Wer heißt Heinzler?“, fragt Papa und trinkt noch einen Schluck. Im Fernsehen hat Papas Mannschaft gerade einen Freistoß.
„Der kleine Mann“, sagt Jannis. „Er hat die Gurken gegessen.“
Papa knallt die Bierdose auf den Tisch. „Diese Idioten!“, schreit er. „Da muss der Torwart erst auf dem Klo sein, bevor die den Ball ins Netz bringen!“
„Ich geh jetzt“, sagt Jannis.
„Aber mach das nicht wieder, hörst du?“, sagt Papa und dreht sich für einen Augenblick zu Jannis um. „So viele Gurken essen. Und Schokolinsen. Mama macht sich Sorgen.“
Jannis nickt. Wenn Papa nicht zuhört, ist das seine eigene Schuld. Jedenfalls hat Jannis die Wahrheit gesagt.
Im Flur sitzt Mama und telefoniert mit einer Freundin.
„Mama“, sagt Jannis. „Ich war das gar nicht. Das war der Heinzler. Der hat die ganzen Gurken gegessen.“

„Moment, Silke“, sagt Mama und legt das Telefon weg. „Noch mal“, sagt sie zu Jannis. „Wer war was?“

„Die Gurken“, sagt Jannis. „Das war ein Heinzler. Die Schokolinsen kriegt der auch.“

„Ein Heinzelmännchen?“, fragt Mama.

„Ein Heinzler“, sagt Jannis. „Er legt Wert darauf.“

„Nun hör mal gut zu“, sagt Mama. „Das war nicht schön mit den Gurken und dem Sparschwein. Aber wir wollen nicht mehr dran denken. Und ich möchte keinen Jungen, der mich belügt. Das finde ich viel schlimmer als heimlich naschen.“

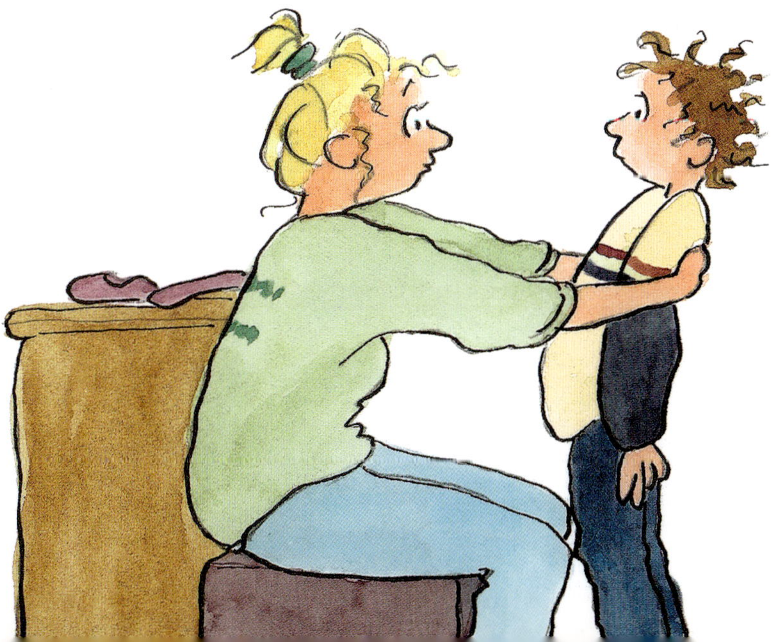

Jannis zuckt die Achseln. Wenigstens hat er versucht, die Wahrheit zu sagen. Ihm sollen sie nachher keine Vorwürfe machen.
„Geht ihr heute Abend wieder weg?“, fragt Jannis. Das wäre doch gut. Wer weiß, ob der Heinzler kommt, wenn Mama und Papa da sind.
„Nein, mein Schatz“, sagt Mama und drückt Jannis ganz kurz. „Wir bleiben die ganze Zeit hier. Du brauchst keine Angst zu haben.“
Jannis nickt. Das hätte er sich denken können.
„Ihr könnt aber gerne“, sagt er.
Mama schüttelt den Kopf. „Nein, mein Schatz“, sagt sie wieder und schnappt sich wieder das Telefon. „Silke? Bist du noch dran?“
Jannis geht in sein Zimmer. Es sieht immer noch ordentlich aus. Hoffentlich kommt der Heinzler trotzdem.

Und morgen bitte Marzipan

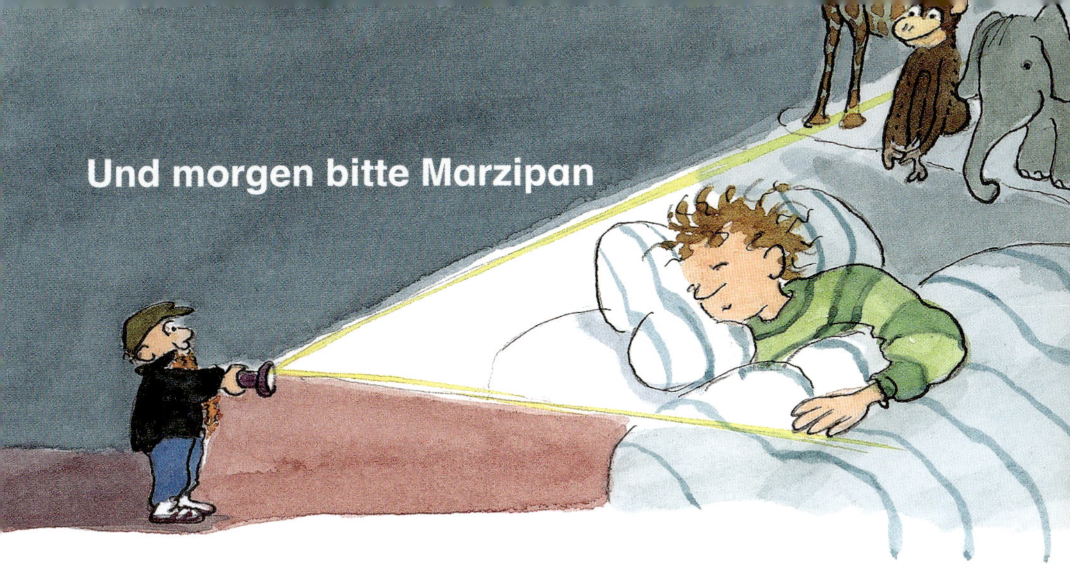

Jannis hat schon geschlafen, als ihn eine Taschenlampe weckt.
„Hallo“, sagt eine leise Stimme. „Ich bin das!“
Jannis reibt sich die Augen. Also ist der Heinzler doch gekommen.
„Die Schokolinsen“, flüstert der Heinzler. „Hast du meine Schokolinsen?“
Jannis steigt aus dem Bett. Es ist dunkel in der Wohnung. Mama und Papa schlafen auch. Nur in Jannis’ Zimmer macht der Heinzler einen kleinen Lichtkreis mit der Taschenlampe.
„Sie sind im Wäschekorb“, flüstert Jannis. Er will ins Badezimmer gehen, aber der Heinzler hat schon geschnipst.

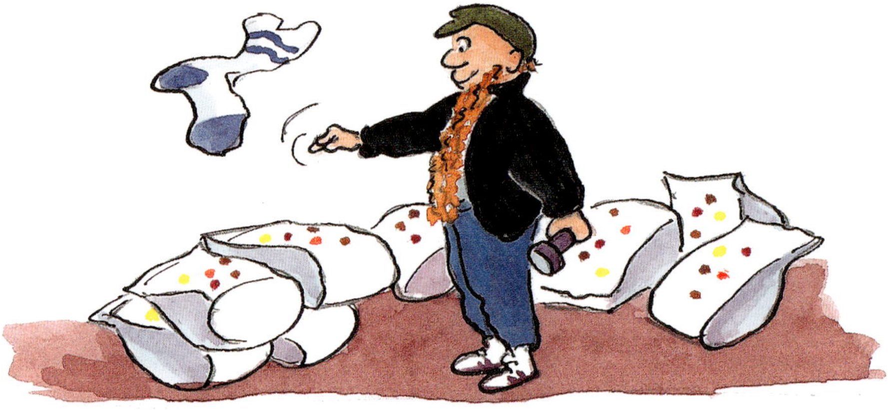

„Fantastisch“, sagt der Heinzler. Auf dem Boden liegen acht Tüten Schokolinsen und eine schmutzige Socke. Die Socke schnipst der Heinzler wieder zurück.
„Hat dich jemand gesehen?“, fragt Jannis, als der Heinzler anfängt, die Schokolinsen zu essen. Dann würden sie es vielleicht glauben.
Der Heinzler schüttelt den Kopf. „Nie“, sagt er mit vollem Mund und stopft immer neue Linsen nach. „Mich sieht doch nie einer. Unsichtbar.“
Und er kaut die Schokolinsen so schnell wie gestern die Gurken.
„Du musst deinen Computer nachsehen lassen“, sagt Jannis. „Die Rechenaufgaben

waren alle falsch. Sieben und drei ist zehn. Nicht tausend. Das ist doch eierleicht."
Der Heinzler leckt sich die Finger ab und schnipst die leeren Tüten in den Papierkorb. „Es war zu schwer für mich", sagt er. „Dafür sind wir Heinzler nicht geschaffen, Haus*arbeit*, ja. Haus*aufgaben* – nicht so gern." Dann sieht er sich im Zimmer um. „Alles ordentlich?", fragt er.
Jannis nickt. „Leider", sagt er.
„Man kann nicht immer Glück haben", sagt der Heinzler. „Ich komm mal wieder, wenn es Dreck bei dir gibt."
Das macht Jannis froh. „Dann kannst du oft kommen", sagt er.

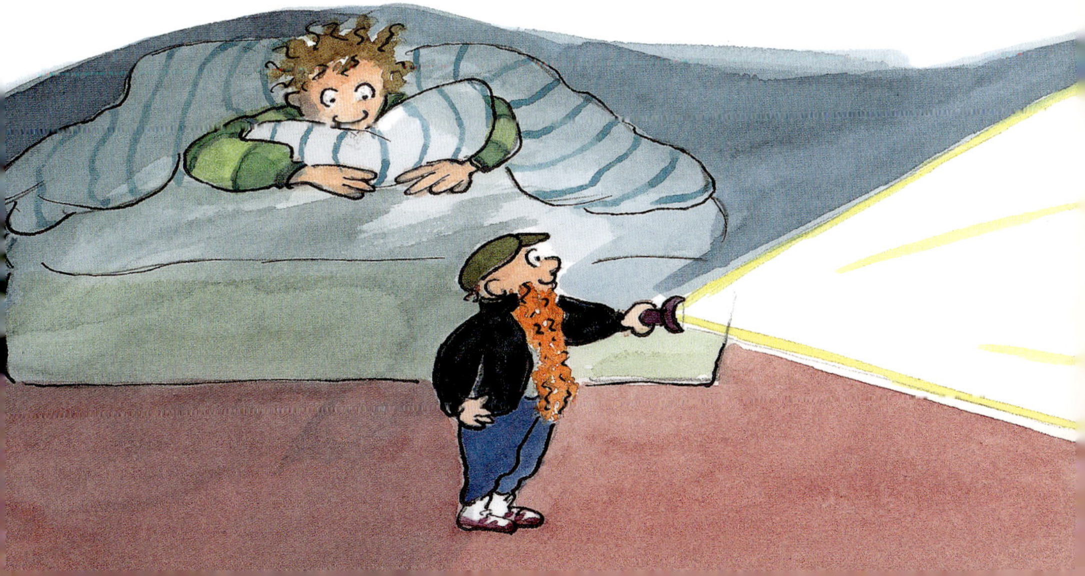

„Tu ich“, sagt der Heinzler und schnipst. Einen Augenblick lang sieht es so aus, als ob die Gardinen nicht mehr am Fenster hingen. Dann sind sie wieder da.

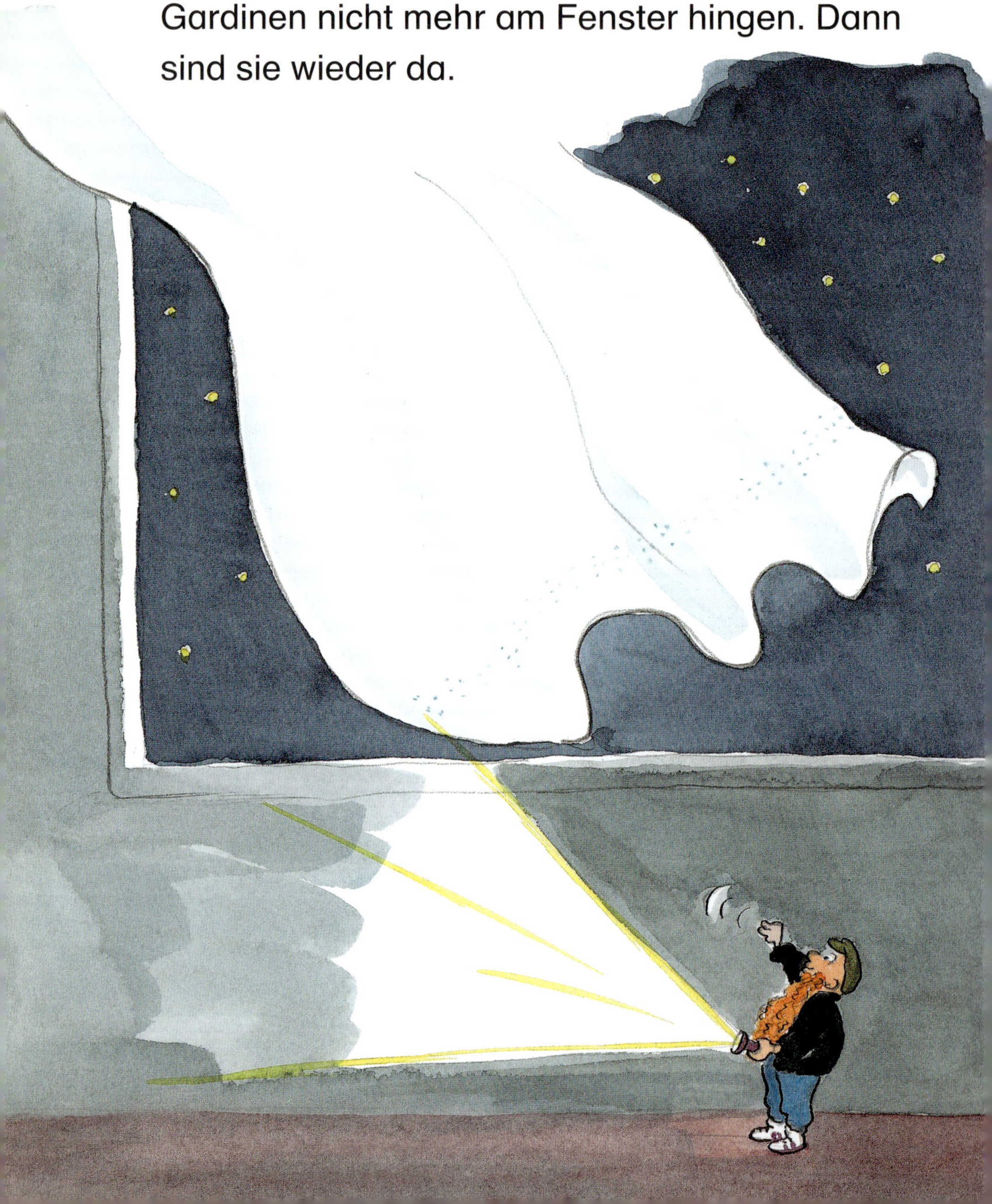

„Gardinen wäscht deine Mutter wohl nicht gerne“, sagt der Heinzler. „Aber das ist jetzt erledigt, grüß sie von mir.“
Das wird kaum gehen, denkt Jannis. Dann glaubt sie nur wieder, ich lüge. Aber das muss der Heinzler ja nicht wissen.
„Den Kühlschrank hab ich auch abgetaut“, sagt der Heinzler. „Der hatte es nötig. Und Silber geputzt.“
„Danke schön“, sagt Jannis und kuschelt sich wieder in sein Bett. Der Heinzler sollte früher kommen. Jetzt will Jannis lieber schlafen.
„Dafür krieg ich eine Menge Marzipan!“, sagt der Heinzler und stupst Jannis an. „Nicht einschlafen! Marzipan!“
„Marzipan“, sagt Jannis und dreht sich zur Wand. „Morgen.“
„In Ordnung“, sagt der Heinzler. Er tippt sich an die Mütze und knipst die Taschenlampe aus. „Ich finde allein nach draußen.“
Jannis hört die Wohnungstür klappen. Dann hört er das Summen vom Fahrstuhl.

Marzipan, denkt Jannis. Woher kriege ich bis morgen Abend genug Marzipan? Wo der Heinzler immer gleich so viel braucht. Und was ist, wenn Mama plötzlich merkt, dass ihre Gardinen und ihr Kühlschrank und ihr Silber sauber sind?
Arme Mama, denkt Jannis. Die wird vielleicht einen Schrecken kriegen. Wo sie sich schon über die Gurken so aufgeregt hat. Aber vielleicht merkt sie ja auch gar nichts.
Er zieht sich die Decke über den Kopf.
Michi aus dem 6. Stock will schon so lange Jannis' Postkartensammlung. Die kann er haben. Morgen. Und für das Geld kauft Jannis Marzipan.
Das Bett ist warm und kuschelig.

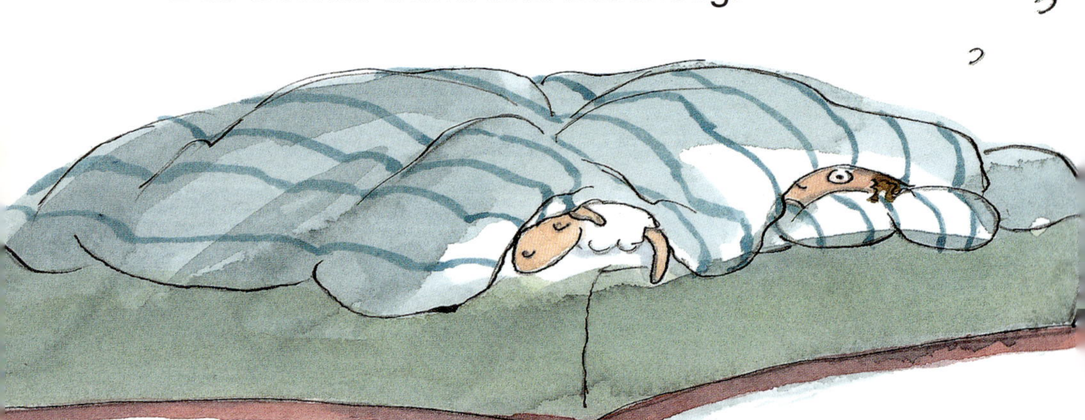

Und wenn ich allein bin, muss ich gar keine Angst mehr haben, denkt Jannis. Das ist doch gut. Wo da jetzt immer der Heinzler kommt. Heinzler sind schwierig. Immer hungrig. Aber nett.

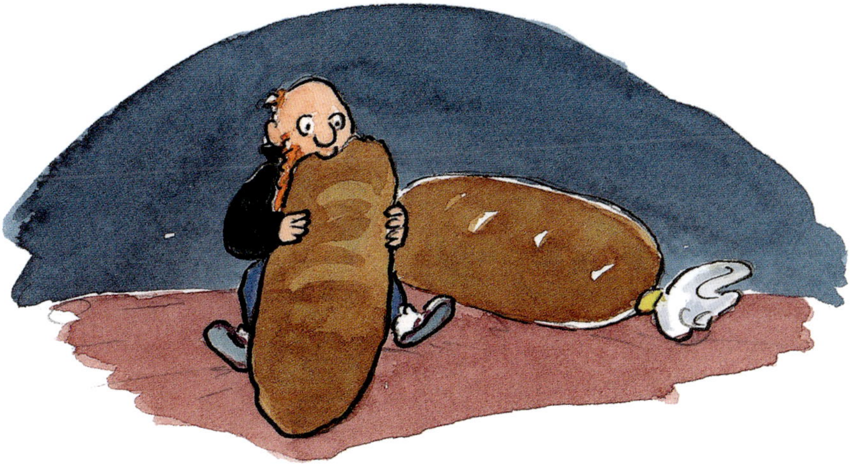

www.LunaLeseprofi.de

Hallo!
Ich bin Luna Leseprofi. Mit meinem Ufo fliege ich durch das All. Wenn ich lande, ist großer Lesespaß angesagt.
Ich bin immer auf der Suche nach neuen Lese-Freunden.

Finde die Antworten auf die 6 Fragen und fliege mit in meine Internet-Welt mit vielen spannenden Spielen und Rätseln.

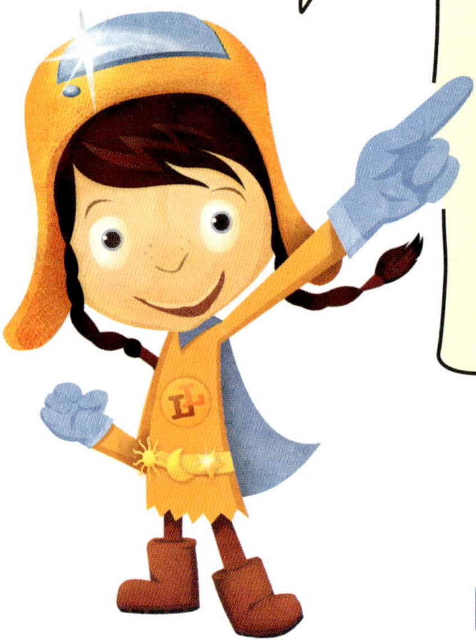

Leserätsel

1. Wo wohnt Jannis?

O: im Internat

S: in einem Einfamilien-Haus

H: im Hochhaus

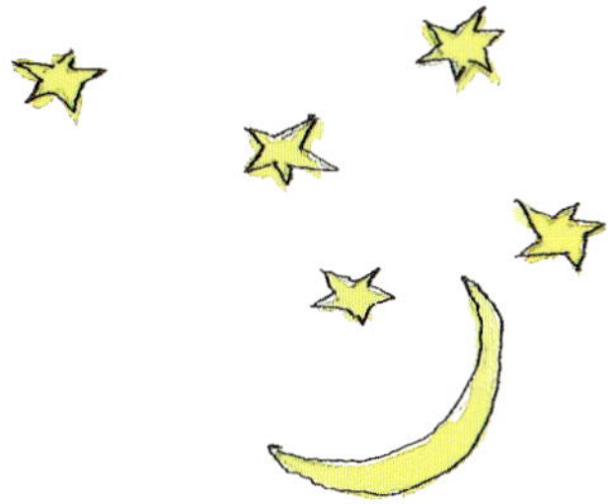

2. Was ist ein Heinzler?

U: ein modernes Heinzelmännchen

P: Mitglied einer Bande von Einbrechern

K: eine besondere Gurkenart

3. Was trägt der Heinzler auf dem Kopf?

A: eine Zipfelmütze

O: einen Hut

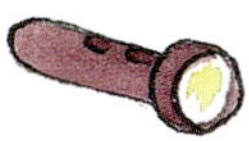

N: eine Schirmmütze

4. Warum ist der Heinzler so begeistert von Jannis' Zimmer?

S: Es ist so schön ordentlich und sauber.

G: Es ist so wunderbar unordentlich.

F: Es hat einen tollen Ausblick auf die Stadt.

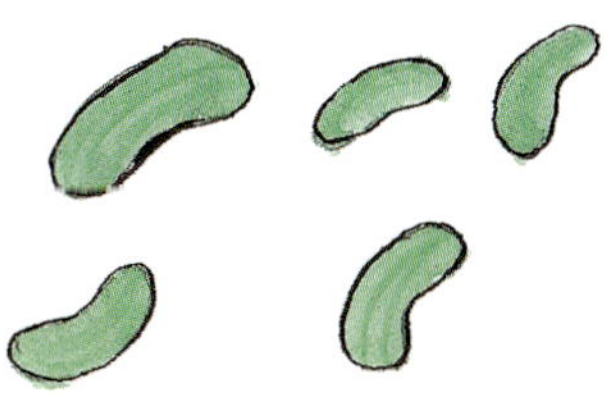

5. Hat der Heinzler richtig gerechnet?

E: Nein, er hat nur geschätzt.

K: Ja, er ist ein Mathe-Genie.

Y: Nein, er liegt knapp daneben.

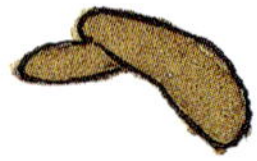

6. Wie möchte Jannis an Marzipan kommen?

N: Sparschwein schlachten

R: Postkartensammlung verkaufen

S: alle Küchenschränke durchsuchen

Lösung: ___ ___ ___ ___ ___ ___

Hast du das Rätsel gelöst?
Dann gib das Lösungswort unter
www.LunaLeseprofi.de ein.
Hole deine Familie, deine Freunde
und Lehrer dazu. Du kannst dann
noch mehr Spiele machen.
Viel Spaß! Deine Luna

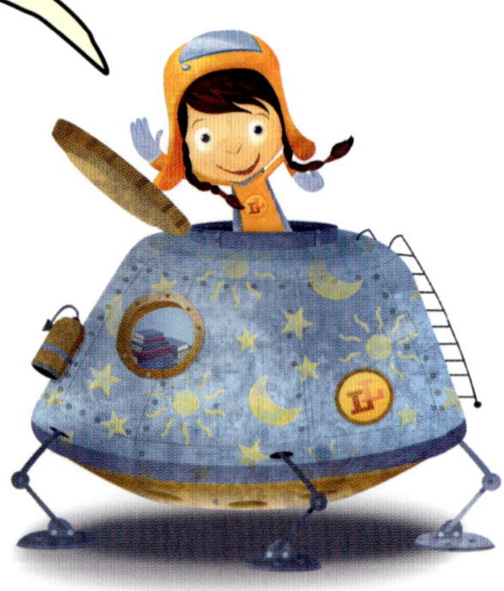

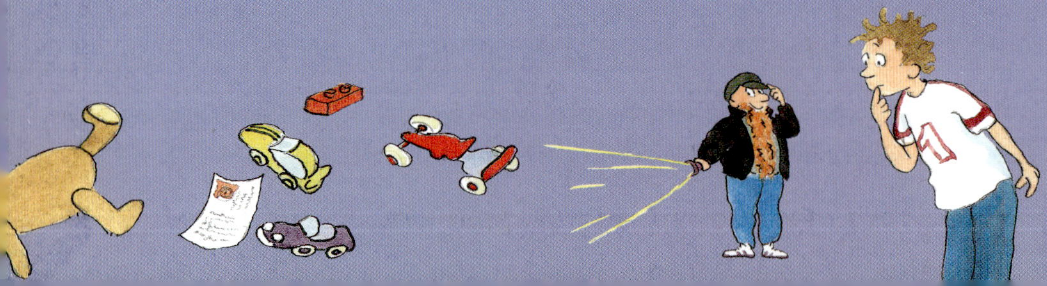